生命有星光

卢骁 著

浙江科学技术出版社

图书在版编目（CIP）数据

生命有星光 / 卢骁著 . —杭州：浙江科学技术出版社，2023.4（2023.6重印）

ISBN 978-7-5739-0556-7

Ⅰ . ①生… Ⅱ . ①卢… Ⅲ . ①急救医学—普及读物 Ⅳ . ① R459.7-49

中国国家版本馆 CIP 数据核字（2023）第 044001 号

书　　名	生命有星光			
著　　者	卢　骁			
出　　版	浙江科学技术出版社	网　　址	www.zkpress.com	
地　　址	杭州市体育场路 347 号	联系电话	0571-85176593	
邮政编码	310006	印　　刷	三河市中晟雅豪印务有限公司	
开　　本	880×1230　1/32	印　　张	7	
字　　数	112 000			
版　　次	2023 年 4 月第 1 版	印　　次	2023 年 6 月第 3 次印刷	
书　　号	ISBN 978-7-5739-0556-7	定　　价	58.00 元	
责任编辑	唐　玲　刘　雪	责任校对	李亚学	
责任美编	金　晖	责任印务	叶文炀	

推荐序

　　《令人心动的 offer》第三季于 2021 年 11 月正式开播。当从电视屏幕上看到胡茬儿泛青、目光冷峻的卢主任出场时，我们都为那些不谙世事、天真烂漫的实习医生暗暗捏一把汗。"这位带教老师可不好糊弄。"我心想。果然，搞哭好几个，搞崩好几次。不过，他虽然外表冷酷、不苟言笑，对实习医生要求严苛，但是内心柔软，会在他们即将崩溃之时，带他们去看朝阳，感受日出，从阳光中汲取驱散黑暗的能量。

　　所以，"铁汉柔情"这四个字，我一直认为是形容急诊科卢骁主任的最佳词语。

　　当卢骁主任说即将出版一本书时，我并不意外。这个内心柔软的人，总在与死神赛跑，接触了大量突发意外、肉体痛苦、心理崩塌和现场应激，必然会有很多经验和感悟想与世人分享。

在为卢主任作这篇序时，我的思绪也被拉回到二十年前。

那时，我轮转急诊科，遇到一位因便秘多日而来就诊的中年工程师。带教老师通过触诊发现他腹部有肿块，高度怀疑是恶性肿瘤，要求他住院治疗，但他坚决拒绝。带教老师和他反复争论，非常激烈。最终，他带着坚毅的表情说了一句话："我知道时间不多了，但单位有一些事，我必须回去收尾和交接，否则国家会有很大的损失。"最终，老师让他走了。

当一个人找到了比生命更重要的东西时，他就拥有了无畏死亡的力量。

那时，我在儿科病房实习，半夜遇到一位衣着破旧的青年男子。他手捧着一个浑身严重黄疸的新生儿，满脸汗珠地冲进儿科病房——这并不符合规定，按要求他应该去儿科门诊，而不是病房。然而带教的儿科老师二话不说，既没有让他按规定去挂号，也没有要求他缴费，一把抱过新生儿就冲进了抢救室，在暖箱里按压心脏、吸氧处理、输液给药，抢救了一晚上。次日清晨，孩子仍然没有抢救过来，老师把孩子还给了他，摇了摇头。男子的眼睛布满血丝，没有说任何话，给我们鞠了个躬，转身离去。

发自心底的互相信任，并不需要任何多余的言语来修饰。

那时，医院附近是一片建设中的工地。某个晚上，五六个满身尘土的建筑工人，陪着一个上了年纪的老师傅来急诊。老师傅面部被掉落的砖头砸中，脸上的大口子深可见骨。带教老师费尽周折给他缝好伤口之后，已是满头大汗。整齐的缝合和利落的处理，显然陪同而来的工友们也看在眼里。工人们问："要多少钱？"带教老师说："算了，不收钱。"工人们不干，每个人掏兜，皱皱巴巴的钱凑了一堆，一共二十块。老师没有再阻拦，他们交钱走了。

真心的付出之后，不让对方负疚，应该被视为一种极大的尊重。

我很肯定，卢主任长期在高强度的急诊一线工作，对于医学和生命必然有着不同寻常的深刻理解，对于负面的情绪和能量也必然产生了极高浓度的抗体。人生就像卢医生手里拉出来的心电图一样，如果一帆风顺，就说明挂了。

我很肯定，他不仅仅是一位好的急诊医生，也是一位好的急诊带教老师。通过这本书的故事分享，他还成了一位心灵导师，给读者带来不同寻常的支撑力量。持续朝着阳光走，阴影就会躲在后面。

卢主任有个独特的小嗜好，他喜欢收集好看亮眼的球鞋，各式各样的球鞋摆满了他家的鞋柜。我确信，只有不停奔跑的人，才会爱上球鞋。生活沉闷，但跑起来就有风。

读这本书，你会更加懂得"热爱"。

眼科医生　陶勇

目 录

01 第一章

保护心血管 / 001

第二章

出现外伤，别慌 / 057

 第三章

生活中碰到这些情况，不可大意 / 093

第四章
常见的中毒 / 145

第五章
一个医生的思考 / 177

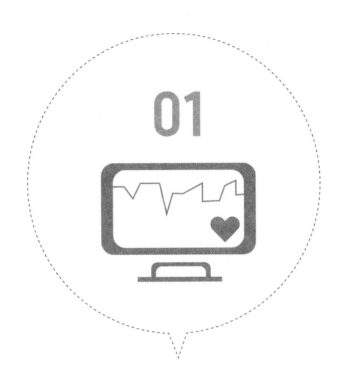

第一章

保护心血管

当心跳骤停遇上死亡三联征

有一位 60 岁的大伯，他在吃饭的时候突然被食物噎住了，立刻倒地不起，心跳、呼吸骤停。身边的朋友立刻拨打了 120，二三十分钟之后大伯被送到了医院。当我们开始抢救大伯时，他已经没有了自主呼吸和心跳，瞳孔也已散大。我们立刻开始给予气管插管，也进行了液体复苏。在进行气管插管时，我们发现大伯的口腔里有很多食物残渣，所以猜测他心跳骤停的原因应该是窒息。

我们迅速给大伯清除气道内的异物，并进行了高质量的心肺复苏（CPR），包括胸外按压以及电除颤等。大约七分钟后大伯恢复了心跳。但比较棘手的是，大伯的瞳孔一直散大到边并且没有光反射，这意味着脑缺氧和缺血的时间已经非常长了，后期神经功能恢复情况可能会比较差。用通俗的话来说，病人后期有可能会进入植物人或者半植物人状态，这是医生和家属都不愿意看到的局面。

在平时的抢救中，一定要抓紧时间进行心肺复苏。为什么呢？因为病人缺氧的时间一旦超过 4 分钟，也就是超过所谓的心肺复苏黄金时间，他大脑的功能往往就会受到影响。

在医学领域，有一个"脑复苏"的概念，意思是在我们把病人的生命抢救回来之后，病人的大脑也要醒过来。脑复苏是心肺复苏的最高目标，也是终极的目标。

但是，这位病人情况更为特殊，因为在进入监护室之后，我们发现他出现了"冷酸凝"的情况。什么叫"冷酸凝"呢？就是低体温、酸中毒以及凝血功能障碍，堪称死亡三联征。死亡三联征通常出现在失血性休克过程中，当病人因外伤丢失了过多的血液之后，容易出现这样的死亡三联征。一旦出现，死亡率是极高的。

但是，病人在心肺复苏的过程中出现死亡三联征的情况，还是比较罕见的。当时大伯的体温只有 31℃左右，凝血功能也出现异常。正常人的血液乳酸含量是 1 ~ 2mmol/L，而他的血液乳酸含量高达 33mmol/L，超过了正常值的上限。

血液乳酸含量可以反映病人微循环的状态，直接反映了脏器缺血的程度，血液乳酸含量极高也说明了大伯缺血缺氧的时间已经非常长。

我们在给大伯做心肺复苏的同时，还比较快速地给他进行了床旁的复温。最基础的复温方法和老百姓平时用的方法一样，就是给他多盖一些被子。另外，我们医院有一个很好的复温武器，叫"鼓风机"。这"鼓风机"其实和电吹风差不多，可以理解为比较大的电吹风。我们把它塞到病人的被子里面。当被子吹起来后，病人的体温就能够升上来，这是表面的升温。与此同时，我们还通过血透机上的加热器直接加热血液，体温提升的速度就能更快。

同时我们还进行了脑功能监测和超声检测，并且重新用气管镜去检查气道。我们从大伯的气道跟肺里面都吸出了大量的食物残渣，这说明病人有窒息以及误吸的情况。也就是说，病人吃下去的东西从胃、食管里面反出来，之后又被吸到了肺里面。这种情况在临床上是比较常见的，往往会造成窒息或者吸入性肺炎，甚至心跳、呼吸骤停。

救护车把病人拉进医院的时间大概是下午四五点钟，我们抢救了很长时间，大伯的乳酸水平终于慢慢降下来了，从三十多下降到了十几，体温也逐渐上升到了35℃。最关键的一点，他的瞳孔由 7mm 缩小到了 4mm，对光的反射能力也慢慢恢复了。我们几个医生觉得病人很有希望抢救过来，直到凌晨还在微信群里面讨论病情。

经过一天的救治，大伯最后终于恢复了自主呼吸，并且有了疼痛刺激反应，乳酸水平也恢复正常了。两天之后，他已经可以睁开双眼，有了遵嘱动作。由于大伯本身就有一些心肺方面的基础疾病，肝肾功能也有损伤，我们给他进行了肠胃营养、气管切开等治疗。经过一周的治疗，大伯脱离了呼吸机，肾脏功能也得到了恢复。两个礼拜之后，在康复科的治疗下，他已经可以慢慢地下床走路了。再过三周左右，他已经可以回家了。

在回家之前，大伯和他的老婆特意一起走进监护室，给我们送了一面锦旗。那时候我非常感慨，进入抢救室时心跳都已经停下来的病人，还能够自己走路给我们送上锦旗，这算是个奇迹吧。况且，心跳骤停的病人出现如此严重的死亡三联征是非常少见的，治疗难度也非常大，这类病人能被成功救治，反映了浙江大学医学院附属第二医院拥有快速精准的理念和先进的技术，可以给病人提供最优质的医疗服务。

我们在平时也要学习一些常用的急救手法，比如海姆立克急救法等，这样大家才能在身边的亲戚朋友出现窒息的症状时，知道如何将窒息物排出来。还有一种常用的急救技术就是心肺复苏。大家可以用这两种方法在第一时间对病人展开抢救。

尤其是一些老年人，他们本身吞咽能力就比较差，在进食年糕、粽子、汤圆等很黏的东西时，就容易发生食物窒息。经过学习或正规培训之后，非专业人员也可在急救人员到达现场之前对病情进行充分的评估，并对出现窒息症状的病人立刻使用海姆立克急救法；如果病人出现心跳、呼吸骤停，应该立刻进行标准的心肺复苏急救。这些措施会对病人之后的情况，特别是生存率和脑复苏成功率有很大的改善。

与发达国家相比，国内心肺复苏病人的生存率和脑复苏成功率普遍还是偏低的，这在很大程度上与国内百姓对心肺复苏等急救手段的认知偏低有关。近几年，随着大众对于心肺复苏知识的了解，普及率有一定提高，很多医院和急救中心都开展了相关的培训，院外心跳、呼吸骤停病人的心肺复苏和脑复苏的成功率也逐渐得到了提升。

暴发性心肌炎：
被误以为普通感冒的凶险疾病

　　在急诊科，我们经常会碰到一种非常凶险的疾病，叫暴发性心肌炎。这种疾病病情发展非常迅速，一般在儿童身上比较常见，在不少青壮年的身上也会发生。

　　我们曾经收治了一位小学教师，他在早期出现了咳嗽和发热等类似感冒的症状，但是并没有及时处理，等到有胸闷、气促的症状才到医院就诊。他的病情发展非常迅速，很快就出现了心源性休克，紧接着出现了心跳骤停。病人接受了我们所有的治疗，甚至用上了体外膜氧合机（Extracorporeal membrane oxygenation，ECMO），仍然没有挺过来，最后去世了。当时他的家里人悲痛欲绝，接受不了现实，毕竟这位教师只有 30 多岁！

暴发性心肌炎的诊断是比较困难的，它的早期症状和普通的病毒性感冒非常相似，也表现为头痛、咳嗽、发热、鼻塞、流鼻涕等。心肌炎的病原体主要是病毒，如柯萨奇病毒 A 组、柯萨奇病毒 B 组、埃可病毒、脊髓灰质炎病毒等。

病人被病毒感染后，刚开始会出现类似感冒的症状，到后面会出现胸闷气急、头晕、乏力、食欲下降等症状，病情发展的速度非常快。大多数病人到医院就诊的时候，往往已经有心衰或者心源性休克的症状。由于青壮年自身的免疫力都很强，身体需要心脏排出的血液量也很大，所以一旦出现心脏收缩及舒张障碍，更容易引起循环衰竭及肾功能衰竭，导致病人的死亡率非常高。

如何诊断暴发性心肌炎呢？一般来讲，如果我们遇到有感冒症状的年轻人，同时伴有胸闷症状，急诊科医生一般都会建议病人去查心肌酶。其中最敏感的是肌钙蛋白，很多暴发性心肌炎病人的肌钙蛋白值会异常升高。心电图也可以成为诊断的标准之一，有一些病人会出现类似于急性心肌梗死的心肌缺血表现，但是部分病人的心电图可能不会有特异性改变。其他的如心脏超声和冠状动脉造影，都不是特别常规的诊断方案。

一般来说，年纪轻的病人得暴发性心肌炎的概率还是极小的。只有病人出现了病毒感染的症状，我们才会第一时间想到可能是暴发性心肌炎，再进一步去查心电图，做病毒的检测。一旦怀疑暴发性心肌炎，我们会马上将病人拉到抢救室进行治疗甚至抢救。

如果是轻症（没有出现心源性休克），病人基本上靠主动休息、心电监护和服用对症抗病毒药就会慢慢痊愈。但是大多数病人会在发病几小时后就出现心源性休克，并伴有心跳、呼吸骤停。我们遇到的很多病人，都是在来到急诊科之后没过多久就出现休克，甚至心跳、呼吸骤停的，需要紧急抢救。这对于我们急诊科医生来说是巨大的挑战，因为救治的成功率实在太低了。

对暴发性心肌炎病人进行抢救时，医生用到的一个重要设备就是 ECMO。该设备主要用于为重症心肺功能衰竭病人提供持续的体外呼吸与循环支持，以维持病人生命，是 20 世纪 60～70 年代就发明的设备。近十年，我们国内的 ECMO 技术越来越成熟，ECMO 的支持费用也逐渐下降，达到了合理水平。这个技术可以支持病人度过心肺功能衰竭的急性期，为心、肺功能的恢复争取时间。也有极少数的病人，哪怕度过了心肌炎的急性期（1周左右），心功能仍然恢复不了，那就可能需要做心脏移植。

对于我们医生来讲，最重要的还是要做好早期诊断，减少漏诊。但这些在现实中往往是非常困难的——不是所有病人及家属都理解为什么得一个小小的感冒就要去做心电图甚至心脏超声。然而每年都有医生因为漏诊、误诊导致病人死亡，并出现医疗纠纷。疾病无大小，我们急诊人始终都是绷着一根弦的。特别是碰到年纪轻的病人，一旦有不明原因的特殊症状（胸闷、胸痛等），我们一定会努力寻找病因，绝不会轻易把病人放回去。

综合来说，最常见的感冒也可能会导致死亡，不要觉得感冒了养几天身体就会好起来。当出现一些症状，比如胸闷、气急、胸痛、乏力特别明显、伴有反复发热，并且长时间也不见好转时，还是应该及时到医院就诊，尽早发现病因，及时治疗，不要拖到病情严重再来医院。

肥厚型心肌病：从死到生的奇迹

我接诊过一个病人，他是一个阳光帅气的中学生，在打篮球的时候突然出现了心跳、呼吸骤停。这么年轻的小伙子，为什么会突然出现这种情况呢？

其实小伙子很早就被诊断出患有肥厚型心肌病。肥厚型心肌病一般是先天性的，少数可以治愈，大多数无法通过药物或者手术根治，除非到了很严重的地步，选择做心脏移植手术。理论上来讲，这类人不能进行特别剧烈的运动，当然也不适合做专业运动员。

在这次发病之前，小伙子因为有一些临床表现，已经被诊断出患有肥厚型心肌病。父母带他去北京、上海进行治疗，也看过相关的专家，吃了一些药，症状暂时缓解。

他平时如果不做剧烈的运动，只是安静地读书，就不太会出现急性心力衰竭甚至心跳骤停这样严重的并发症。

但是，小伙子从小爱打篮球。由于我也非常喜爱打篮球，所以特别能理解一个很喜欢打篮球的男生突然之间不能进行他热爱的运动是一件多么痛苦的事情。其实在他上初中时，父母管得比较严格，禁止他打篮球。但是在他上了高中并且住校之后，父母就无法再严格地监督他了，他总忍不住偷偷摸摸去打篮球。不幸的是，这一次他刚打了一半，就突然倒地了。

我身边也有一些朋友倒在篮球场上。印象很深的是我以前篮球队的队友，他毕业后在公司的一场篮球赛上出现意外，发生了猝死。其实，不止篮球运动员，足球运动员以及其他从事剧烈运动项目的运动员也可能在运动场上发生猝死。

运动员在进行高强度体育训练或比赛的时候，都有发生心源性猝死的可能性，但发生的概率很小。而本篇文章中的小伙子比较特殊，他有先天性的肥厚型心肌病，这样的人本身出事的概率就非常高。

小伙子在发生心跳、呼吸骤停之后，他的老师立刻为他进行了心肺复苏，然后呼叫"120"把他送到了当地医院。面对如此年轻的生命，当地医院尽全力抢救，复苏了将近一个半小时（一般情况下，心肺复苏半小时不成功就可以宣布死亡了）。终于，他的心跳恢复了，但是脏器功能受损很严重，肺功能、肝功能、心功能，还有肾功能全都需要用机器来辅助；更关键的是，如此长时间的复苏造成了小伙子严重的脑损伤（缺血缺氧性脑病）。

当父母抱着一线希望把他从当地医院转到我们医院时，小伙子仍处于深度昏迷，肾功能处于衰竭状态，需要用人工肾进行维持。更令我印象深刻的是，他的肌钙蛋白值也异常升高。

肌钙蛋白反映了心肌受损的严重程度，他的肌钙蛋白值是我从医以来见过的最高的，比正常值高了将近1万倍，由此也反映了他接受心肺复苏的时间非常长，心肌受损的严重程度也非常高。

当时我们觉得这个小伙子很可惜，虽然可能保住命，但是大脑或许再也醒不过来了，因为一个半小时已经超出了我们复苏的极限。一般来讲，心肺复苏超过半个小时还没有起作用，在临床上就放弃了，就可以宣布临床死亡。也就是说，根据我们常规的认知，他的脑功能应该是恢复不过来了。但是他母亲非常执着，而且非常支持我们的工作，相信一定会产生奇迹。

这让我们很感动，同时也给了我们治疗下去的信心。我们给小伙子进行了亚低温治疗和针对脏器功能的治疗。他毕竟年纪轻，恢复能力强，在我们坚持不懈的努力下，他的脑功能一点点恢复过来了。

在他接受我们科室治疗的第一个月里，因为监护室不能探视，他母亲每天早上六点钟左右都隔着一堵墙在那边祷告，希望小伙子能够醒过来。墙的另一边就是小伙子。我每次早上值班的时候，看到她在那边祷告，心里特别不是滋味。我们能做的、能帮助他的真的有限，我也想坚持下去，看看能不能出现奇迹。但医生有时候不能相信奇迹，我们只能从理性和科学的角度去分析病情并进行治疗。我们和家属的谈话也是这样。我和他母亲的谈话总是基于科学及理性的层面，告诉她小伙子的脑功能基本无法恢复。

没想到的是，治疗了一个月后，小伙子的昏迷程度慢慢减轻，脑水肿也在减轻，这是非常好的消息。入院治疗一个半月后，他的脏器功能基本上恢复了，血压、呼吸、心跳都非常稳定，肾功能也恢复了。奇迹竟然要出现了。

毕竟他年纪非常轻，自我调节能力非常强。我们也抱着试一试的态度，在病人病情稳定后给他做了高压氧等康复治疗。他当时出现了反复的癫痫样发作，但这其实是好事情，说明大脑皮质开始出现了异常放电。它虽然不是正常脑电波，但至少证明有脑电波出现。

在我们坚持不懈地开展对症治疗后，小伙子最终醒过来了。他能够认识人了，可以叫妈妈爸爸。虽然他的智力肯定会受影响，但我觉得这已经是非常大的奇迹了，因为他不仅醒了过来，而且有了认知。后来，他又恢复了一定的自理能力，能够缓慢地行走，我觉得这是非常不错的，当时也非常开心。

大概又过了三个月，他母亲带着他来看我们。我们确实觉得非常惊讶，也认识到如果在父母坚持、医生也坚持的情况下，这世界上可能真的会有奇迹存在。奇迹的创造是他身边的每个人不懈努力的结果：他的同学，在第一时间报告了老师；同学、老师在第一时间为他做心肺复苏，第一时间把他送往医院；当地医院坚持不懈地进行了高级别的心肺复苏；他的父母不愿放弃，又把儿子转到我们医院；我们又对他进行了一些脏器功能支持和脑保护的积极治疗。他最终能够恢复到这种程度，我觉得每个环节、每个人的坚持都必不可少。

确实，他的病情每时每刻都在变化，也非常危重，所以任何细节的把握，与预后都是密切相关的。

这件事也让我对心肺复苏的极限产生了思考——到底多久的心肺复苏代表有希望，多久意味着没有希望？我们以前一直觉得超过半个小时肯定没有希望了，但是这次经历打破了我们的这些传统观念。

以前也有新闻报道和专业的文献告诉我们，在极端的情况下，有些病人可能在进行长达 2 小时的心肺复苏后，依然可以恢复过来。但是，如果我们没有真正见过、真正抢救过这些病人，往往不会相信，会觉得这只是虚无缥缈的奇迹。复盘这次治疗过程，我确实有了些不一样的心得和感悟。当然，这次的成功也离不开病人家属的坚持和他们对医生的信任。但反过来讲，我们看到更多年轻病人的家属，他们很坚持，我们也很努力，然而最后还是没有出现好的结果，我们也很遗憾。

我相信，就算不是每个病人经过我们努力的治疗都会有好的结果，我们也依然会一直坚持下去，这是我们医生必须做的事情。

急性心肌梗死：年轻化与及时救治

急性心肌梗死在心内科和急诊科是最常见的疾病之一。虽然现在冠状动脉造影及支架植入的技术已经非常成熟和普遍，甚至很多基层医院都可以做，但是急性心肌梗死仍然会给急诊科医生带来巨大的压力。

对于急诊科医生来说，急性心肌梗死最重要的是及时诊断。我们不可能对每个进来的病人都进行心电图和心肌酶谱检查。但就我个人而言，在我上急门诊的时候，如果碰到年龄超过40岁的急诊病人，我都会建议他去做心电图。

为什么呢？急性心肌梗死的临床表现是非常多样的，比较典型的表现就是放射到背部的胸痛。但有一些临床表现为牙痛、腹痛甚至下肢疼痛的病人，最后也被诊断是急性心肌梗死。一旦漏诊或者延误诊断，其后果对于病人和医生来说都是灾难性的。

很多年前我遇到一位病人，她年纪比较大，80岁左右。当时是冬天，她来的时候主诉为腹痛，还有点拉肚子，说来医院是为了看胃肠炎。当时前一位值班医生已经给病人开了心电图检查单，可她抽完血，兜兜转转，就是没去做心电图，因为家属认为不重要。医生当时可能比较忙，忘记去询问心电图的报告结果了，直接给她开了药，然后交接给我就下班了。

白班医生下班之后，病人又到了我这里，咨询我有关药物的问题。我回顾了一下病历，心生疑问，问她："哎，你心电图为什么没有做啊？"家属说要早点去挂盐水，而且心电图检查排队的人比较多。家属还说老人家以前没有心脏病史，认为没有什么做的必要。我当时坚持让她先去把心电图做完，等出了报告再去挂盐水，这样稳妥一点儿。老太太最后还是去做了心电图。结果出来后，我在报告单上看到的是一个很典型的急性心肌梗死心电图：她的心电图ST段抬高得非常明显——和教科书上画的一模一样。我赶紧联系心内科做支架。

老太太年龄比较大，后来又出现了并发症，虽然住了很久的院，预后仍不是特别好，最后还是去世了。后来我们对病例展开了讨论，病人的临床表现确实非常不典型。因为她进医院的时候我们问得非常清楚，病人没有任何胸闷、胸痛的症状，只是腹部有点类似痉挛的疼痛，还伴有腹泻，乍一看完全是急性胃肠炎的表现。同时她的炎症指标确实也有些高，所以医生给她开了一点消炎药，完全没有往急性心肌梗死方面去想。

当时我盯牢了这张心电图，也算是在亡羊补牢吧。由于一些病人的心肌酶谱在早期不会出现异常，做心电图就成了非常关键的一步，如果没有做，后果可能非常严重。所以我的经验就是，对于年龄大的病人，不管是胸痛也好，牙痛也好，肚子痛也好，背痛也好，我都建议他做个心电图，如果有条件做心脏超声更好。同时我们还会结合一些血液指标判断病人会不会有急性心肌梗死的可能。

很多年轻的病人猝死，往往是因为急性心肌梗死没有得到及时救治。有一位兄弟医院的病人，心电图做出来之后，医生告诉他疑似急性心肌梗死，建议他一定要住院做冠状动脉造影。那位病人40多岁，工作很忙，在听到医生的建议后觉得医生在忽悠他，自己一点病也没有。结果他看完门诊，走到停车场，还没上车，就倒下了，心跳、呼吸骤停。幸亏有人及时发现，赶忙把他送到急诊科做心肺复苏，让这位病人捡回了一条命。冠状动脉造影结果显示冠状动脉三支病变（急性心肌梗死里最严重的类型），让人想想都后怕。

我们后来也替他捏了一把汗——如果他再走远点，没有人看到，那他现在可能就不在人世了。院内发生心跳骤停救活的成功率相对来说会高一点儿，在院外就不太一样了。所以，对于急性心肌梗死大家还是要足够重视的。

很多疾病还是要以预防为主，如果能预防住，就没必要去急诊科治疗了。要预防急性心肌梗死，关键在于保持好的饮食习惯和生活习惯。每天吃油腻、高盐的东西肯定是不好的。曾经有报道说，北方的急性心肌梗死率似乎比南方高，这是因为通常来讲，北方人口味重一点儿，吃咸的、吃肉比南方人多。现在慢慢南、北方饮食习惯差异变小了，食物也多样化了，急性心肌梗死发病率的南北差异就不那么明显了。

我国每年急性心肌梗死病人的数量非常大。随着我们生活节奏的改变，很多人喜欢熬夜、吃夜宵、聚餐，急性心肌梗死的发生年龄也出现了明显的年轻化。对于急诊科医生来说，发病年龄的年轻化也是大挑战。以前我们总认为年纪大的病人才有可能得急性心肌梗死，或者有基础性疾病，比如患有"三高"（高脂血症、高血糖、高血压）的人，也容易得急性心肌梗死。但现在我们发现，年纪轻的人也会得急性心肌梗死。几年前我见过一位17岁就得急性心肌梗死的病人，这让我很费解。

现在30多岁发生急性心肌梗死、出现"三高"的病人非常多，所以大家一定要注意身体的保养。当然，我们医生在筛查、诊断的过程中，也会及时更新我们的理念。只要有疑似的迹象，哪怕病人只有30多岁，我们也要建议他去做心电图等检查，以排除急性心肌梗死的可能性。很多急性心肌梗死的病人往往不能收获好的治疗效果，甚至会遭遇悲剧性结果，这对家人、朋友都是非常大的打击，我也希望大家不要遇到这样的事情。

猝死：拼命加班的隐患

有次我值夜班，凌晨两点被抢救室的值班医生喊起来了，说有个心跳骤停的病人要上 ECMO 治疗。当时很晚了，凌晨两三点又是人最疲劳的时候，工作了一整天的我十分疲惫，脑子也不清醒，但还是本能地赶紧起床，冲到了抢救室。

病人是一个 20 多岁的小伙子，加班的时候突然倒地，被同事送到了医院。我当时的第一反应就是：他好拼啊，凌晨两点多了还在加班。更让我惊讶的是，还有这么多人也在加班——因为是同样在加班的同事把病人送过来的。我们一直抢救他，也准备给他上 ECMO，但是他的瞳孔其实已经散大，我感觉情况不太妙。

他的老板态度很积极，毕竟这位员工还很年轻。我们尝试上 ECMO，但是很困难，因为这位病人院前的心肺复苏时间已经很长了，即使上了 ECMO，心跳也无法恢复。我们跟他老板讲，这位病人大概率救不回来了，因为他没有持续的心跳，瞳孔也已经放大，内环境（病人的酸碱平衡情况和电解质水平）也很糟糕。我问老板病人的家属什么时候能过来，老板说家属是外地的，没法马上过来。

我遇到过很多这样孤身一人在杭州拼搏然后突然发生意外的病人。相比之下，这位病人是最严重的，入院时心跳和呼吸都停止了。一般当病人遭遇了车祸或者一些突发的疾病需要进行手术的时候，如果病人身边只有朋友，我们会选择给病人家属打电话交代病情，并第一时间对病人进行急诊处理。

电话那头是他姐姐，我可以听出她已经崩溃了，一直在啜泣。她反复对我讲："医生你一定不要放弃，一定要继续抢救。"我也反复跟她讲，说我们把能用的技术和抢救措施都在他身上用了，但确实没有任何效果，心肺复苏时间太长，对病人来说也是二次的伤害。我们交流了七八分钟，我试图告诉他姐姐真实的情况，但是她在那个时候完全听不进去。

同样的场面在之前也发生过。我记得有一个服毒自杀的俄罗斯小姑娘，长得很漂亮，来的时候也是心跳、呼吸骤停，在监护室室颤了很久，上了 ECMO 后出现了很严重的出血并发症，情况十分危急。小姑娘是由母亲陪着来的，应该是由于抑郁症才会服毒自杀的。

　　她的母亲情绪十分崩溃，她的父亲还远在俄罗斯赶不回来。我用英语反复跟她母亲讲：我们尽力了，我们真的没有办法再帮助到她了，确实很对不起。但她母亲一直接受不了这个事实。

　　其实人都是一样的，在面对家人突发疾病并且危在旦夕时往往难以接受事实。在晚上突然接到这种电话，我觉得对病人家属来说可能是一辈子的阴影。他们会永远记得这一天晚上，会永远记得我打过去跟他讲的所发生的事。我很不想成为那个人，但也没有办法，这是我的职责所在。

　　在我们急诊监护室，你能看到整个医院几乎所有接受过心肺复苏的病人。病人不仅数量众多，病情也很危重，家属们焦虑地等待着结果，生怕会收到坏消息。

　　说回那位加班猝死的年轻人，我跟他姐姐沟通了很久。我说："你从外省赶过来的时候，他应该已经去太平间了，我不可能一直抢救这么长时间。"我也建议他们公司的人安抚一下他姐姐，帮忙一起处理后面的事情。

其实，出现这些状况不光对病人家属来说很难过，对医生来说也很难过。那天晚上我们抢救了很久，虽然在抢救室里我不是主要负责人，只是协助抢救，但也跟着抢救了大概两个小时。后来，他们还在继续，我回值班室休息了，但那天我其实一晚上都没有睡着。

我脑海里总是反复出现那位小伙子的样子，我真的很希望能把他救回来，最后没有成功，我感到非常遗憾。在临床工作当中，医生几乎每个月都会碰到几次这样的事，会遇到很多无法治疗的疾病，这真的让人很无力。

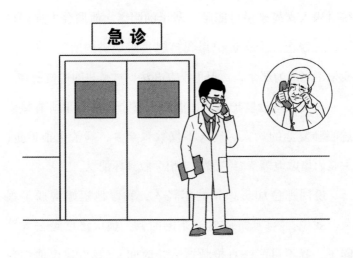

到目前为止，世界上还没有很好的应对呼吸骤停、脑出血、脑外伤等急症的办法。此类病人要么等待死亡，要么面临神经功能永久性损伤，这对于病人自身以及他的家庭都是巨大的打击。给这样的病人做抢救，也可能会给医生和护士带来巨大的心灵创伤和冲击，所以我们需要及时调整自己。

抢救完这位病人后的第二天，我又去另外一家医院协助抢救一个跳楼的男孩。我觉得很累，不单是身体上的累，更是精神上的累。因为他们都那么年轻，病情都那么严重，而我却无能为力。如果能有好结果，累点儿当然是值得的，问题是好结果常常不会出现。我只能安慰自己：哪怕没有好结果，我们也真的尽力了，我们没有任何遗憾，我们对得起病人家属，也对得起病人和我们自己吧。

工作诚可贵，生命价更高

我之前接诊过一位小姑娘，她才 20 多岁。室友把她送过来的时候很着急，因为病人的心跳和呼吸在送过来的路上已经没有了。

我们立刻给她做了胸外按压，上了呼吸机，但是她的心跳完全没有恢复的迹象。病人的父母在外地，室友只有两万块钱，我当时参与了抢救，并且将情况汇报给了我们科室的主任。

当时那种情况下，必须上 ECMO 进行治疗，否则小姑娘很可能就没有机会了。我们冒着风险给她上了 ECMO，暂时稳住了小姑娘的病情。

当时我们考虑小姑娘可能患了暴发性心肌炎，因为她在三四天之前就出现了胸闷、气急等症状。她的工作是网络直播运营，那段时间她正好经常熬夜加班，每天大概要忙到凌晨三四点甚至更晚。虽然她第二天白天也能休息，但日夜颠倒的作息还是令她很疲惫。

她的室友说，来医院的当天上午病人已经感觉到不太舒服，到了下午就更差劲了，嘴唇也开始发紫，后来就出现了前面讲到的状况。

在接下来的治疗中，我们发现其实她本身就有基础疾病。几年前，她被确诊为患有系统性红斑狼疮（SLE），这是一种在中青年女性中很常见的风湿性免疫系统疾病，可能会累及心肌。小姑娘的这次发病可能是慢性疾病的急性加重，也有可能是感冒、疲劳引起了病毒感染，最终导致了这次意外。

她父母在外地农村居住，赶过来的时候已经是第二天了。从她父母口中我们得知，她刚大学毕业，家境有些困难，上大学时的学费还是贷款来的，才工作没多久就发生了这样的意外。更让人唏嘘的是，住院后她自己的社保还不能用。

这位姑娘是个很要强的人，想着抓紧时间努力工作，靠自己的努力把上学时借的贷款早日还清，不想让家里人再去帮她还。于是她拼了命地工作，经常加班。

当时他们身上只有两万块钱，但是小姑娘当天的抢救费用已经达到十几万了。我们给她用了很多治疗手段，尽可能帮她省钱。治病的钱不够，她家里人就去筹款。通过亲戚朋友好不容易筹的二十多万，也很快就花完了。

我后来听说她还有一个哥哥，在几年前因为一场车祸不幸去世了，当时也只有 20 多岁。所以她住院后，父母很崩溃，因为女儿是他们唯一的希望了。

类似的事情我还碰到过不少。之前有位研究生学历的女生也是好不容易从农村熬出来了，但在生活正慢慢走向正轨的时候，某天下午，一场严重的车祸让这个女孩永远陷入了昏迷。这一突如其来的打击，让她全家人的希望都破灭了，父母同样非常崩溃，甚至失去了活下去的勇气。

说回到前面那个突发心跳骤停的小姑娘。我们为她连续治疗了好几天，可是她的心功能恢复得很慢。我对她父母说，如果过段时间还是恢复不了，可能要走心脏移植这条路了。选择做心脏移植的话，不仅费用非常高，需要花费几十万甚至上百万，而且手术的难度也很大，不是想移植就能移植上的。即使移植成功，后期的死亡率也会很高。但是，她父母听完之后，眼里没有一丁点儿犹豫，他们说不管怎么样，都要一直救下去。

人生活在世上有时候真的无可奈何。现在的年轻人生活压力大，每天都很累，尤其是在大城市的年轻人，面临的竞争压力更大。他们无法选择自己的生活，只能靠拼命去获取自己的位置。

其实像她这样有基础疾病或者本身体质不好的人，不太适合去做这类需要经常熬夜加班的工作。但又有什么办法呢？现在大学生就业比较困难，找一份工作并不容易。毕业后好不容易才找到一份工作，也不太可能因为辛苦就不去从事这份工作。

我们又帮她募集了一些捐款，勉强能够维持她当时的治疗。又经过十天的治疗，她的心功能慢慢恢复了，我似乎看到了一丝希望。那段时间，我好几次晚上睡觉做梦都是在想怎么才能把她救回来。

每次和她父母谈话时，我都能感受到她父母身上深深的绝望感，连带着让我也很绝望。每次和他们聊得很深入的时候，她母亲的眼泪就会止不住地往下流。我觉得她父母一直在咬牙坚持着，一旦女儿没有了希望，可能他们整个家庭也就崩掉了。

虽然工作和机遇都很重要，但是老话说得好，身体是革命的本钱。如果连本钱都没有了，那还拿什么去赚钱呢？所以，我觉得不管是挣钱，还是做其他事情，都需要量力而行，有些事情并不是靠咬牙就能坚持下来的。

年轻人都应该努力拼搏，这一点毋庸置疑，但前提是要对自己的身体健康和家庭负责。如果自己有基础疾病，或者本身身体不好，不适合干一些高强度体力或脑力工作，那么我建议大家选择更适合自己的工作去做。"本钱"输没了，一切都没有了。

前段时间，有个小姑娘喝农药自杀。她的家人在很远的地方，一时半会儿赶不到医院。他们本来不打算气管插管，但那天晚上，我们的值班医生给她哥打了很多电话，说如果当天晚上不插管，小姑娘肯定就没命了。最后她哥改变了主意，同意插管。但是在从外地赶过来看小女孩最后一面之后，这位哥哥还是选择了放弃治疗。

放弃治疗这样的事情在急诊科每周都会发生，这就需要我们跟病人家属进行有效沟通。每个病人的家庭背景、家属的想法都不一样，每个家庭都会藏着很多不为人知的故事，我们要去深入了解。医生治疗的是人而不是机器，有效地跟病人以及病人家属交流，能够拉近双方情感上的距离。这不仅能让病人家属更加理解医生的一些决策，也能让医生更加理解家属和病人的一些选择。

相同的心肺复苏，不同的命运

作为医生，我救治了很多需要进行心肺复苏的病例，也在不断地做这方面的科普。但这次，我主要还是想感叹每个人都有不同的命运。

我们最近收了三个需要心肺复苏的病人。第一个病人40多岁，男性，在单位已经干到办公室主任的位置了。他在办公室工作时，心跳突然停了，同事马上给他做心肺复苏，然后把他送到我们医院抢救。入院时，病人反复室颤并且没有可以测到的血压。

我们边复苏抢救边给他上了 ECMO，复苏了将近一小时。后面追问病史，才知道这位病人有肥厚型心肌病，和前面打篮球出事的小伙子一样，很容易发生猝死。他虽然知道自己有这个毛病，但是一直没有在意。其实在我们看来，这种病人最好安装心脏起搏器和体内自动除颤机。

后来，病人在我们的治疗下慢慢好转，但还是出现了很多并发症——肺部感染、肠梗阻等。治疗时间很长，花费也大，但脑功能恢复得不太理想，缺少高级的反射。他母亲年纪很大，有七八十岁了。我一直跟老太太说："你不用每天到医院来看。"但她放心不下她的儿子，还是每天跑到医院来看。

我们真的想救他，也尽力了，但治疗效果仍不理想。病人后来出现了肠梗阻，可能要开刀，还反反复复出现肺部感染等并发症。这样的病人能复苏回来，脑功能能恢复到目前这个状态，已经是奇迹了，但我们还是希望他能有更好的结果。

另外一位70多岁的老爷子相对而言就比较幸运了。从他被人发现在家里倒地开始，家属和"120"医生就一直给他做心肺复苏。到了抢救室，我们医院的医生也给他按压复苏了十几分钟，但病人的心跳经过抢救后还是不稳定。当时是周末，值班的医生给我打电话说可能要上ECMO，但我高度怀疑病人得的是急性心肌梗死，需要尽早进行冠状动脉造影检查。

老爷子马上被带去做了冠状动脉造影。我们发现他的左冠状动脉主干已经完全堵塞，病因找到了。之后我们给他放了支架。经过治疗，他的血压、心率平稳了许多。我评估他的情况后，认为可以再观察一会儿，不需要急着上ECMO。因为 ECMO 治疗的副作用其实比较大，可能出现出血、感染等情况。我始终觉得我们要严格把握指征，这种技术不到万不得已就不要上。所以，最后我们还是没有给这个病人上 ECMO。

我认为所有的医疗技术最终是为病人服务的，我们作为医生，应该严格根据病情给予病人最恰到好处的治疗。不是所有的病人都需要上很高级的治疗，因为哪怕这个治疗只是一个很小的操作，对病人来说都多了一层风险和负担。但如果病人确实需要，哪怕要耗费我们很多时间和精力，只要能让病情好转，我们也在所不惜。总之我们还是应该去掌握更多的技术，才能第一时间给有需要的病人进行治疗。

那位老爷子的神经功能恢复得很好，大概又过了三天，他的肾功能也恢复了，接着我们就让他脱离了呼吸机，为他拔除了气管插管。拔完管之后，他的意识清楚了，也能跟人交流讲话了。由于他年纪很大，我们本来以为他的神经功能不会恢复得特别好，但最终结果比较出乎我们的意料。

前面那个中年人虽然年纪轻，我们也给他多复苏了大概二十分钟，但他的预后相对而言就差很多。同样是心肺复苏，但效果就是这样因人而异。

另外，还有一个外伤的病人，是在手术中出现了心跳、呼吸骤停，复苏的用时也很长，神经功能状况也比较糟糕。心跳、呼吸骤停在急诊科是最严重的情况，有些病人虽然心跳能够恢复回来，但大脑可能无法成功复苏。我们的终极目标是让病人成功脑复苏，最终醒过来，恢复自理能力。脑复苏的成功率非常低，在欧美国家也只有 5% ~ 10%。我们医院急诊科每年大概会收治上百例需要进行心肺复苏的病例，而脑复苏的成功率不到 1%。

目前没有特别好的办法去提高脑复苏成功率。希望以后会有革命性的技术去改善现状，能让病人有更高的生存率和脑复苏成功率。

我国公众的心肺复苏知识普及率还很低。急诊科的医护人员因为经常碰到需要心肺复苏的病人，所以操作的时候并不会紧张。但是普通人就不一样了，很多人可能一辈子也碰不到一次这样的状况，或者一辈子只碰到一个在你身旁倒下的人。

病人心跳、呼吸骤停的时间一长，大脑就会发生不可逆的损伤，之后到了医院哪怕医生又把心跳按回来，病人也可能变成植物人，甚至进入脑死亡状态。这对于病人和病人家属都是不可逆的伤害。

如果你在病人倒下的时候伸出援手，给他做了心肺复苏，让他有机会活下来，甚至能够醒过来，那你可能就成了他生命中最重要的人。但在紧急情况下，普通人难免会慌张，很多人的心理素质或技术水平也达不到要求。

所以，提升心肺复苏的普及率和准确度非常重要。仅仅从网上的照片或者视频获取的知识非常片面，学习心肺复苏最好的方法就是去正规的培训基地学习。现在很多医院的急救中心或培训中心会开展相关的项目。我们医院也有心肺复苏的培训教程，报名的人学完之后，还可以获得一张认证培训通过的心肺复苏合格证书。跟着专业的医务人员在现场接受培训，要比自己看视频、书籍去摸索容易很多。

如果心跳、呼吸骤停的病人到医院时双侧瞳孔已经散大，那就说明他在入院前心脏停跳的时间已经非常长。因为没有人给他做心肺复苏，没有人去按压，他的血供无法到达大脑，从而导致了缺氧。

主动脉夹层：
人体内危险的不定时炸弹（一）

主动脉夹层指主动脉腔内的血液从主动脉内膜撕裂处进入主动脉中膜，使中膜分离，沿主动脉长轴方向扩展，形成主动脉壁的真假两腔分离状态。65% ～ 70% 的主动脉夹层病人在急性期死于心脏压塞、心律失常等，故早期诊断和治疗非常必要。这种疾病往往起病很急，我们在急诊科见过不少，不过发病率还是相对比较低的。

主动脉夹层以前的发病高峰年龄是 50 ～ 70 岁，多见于男性。可能因为现在的人生活压力大或者是生活不规律，最近五六年来我们急诊科的主动脉夹层病人正在慢慢年轻化。

我刚工作那段时间，一年也诊断不了几个主动脉夹层病人，但是最近几年，诊断出来的主动脉夹层病人越来越多了，其中的一部分原因是我们的诊断手段更丰富了，比如动脉造影和增强 CT，以前很多医院都不能做，只能在等级很高的医院做。但现在只要是二级以上的医院都能做这些检查，所以筛选出来的主动脉夹层病人就变多了。

最常见的主动脉夹层诱发因素是高血压。高血压会让动脉壁长期处于应激状态，让它变薄。这就跟我们吹气球一样，血压高了之后，动脉会像气球一样一直处于膨胀状态，很容易出现主动脉夹层。还有一些先天性的免疫结缔组织病，比如马凡综合征（在西方国家比较常见），也易导致主动脉夹层。一般手长脚长的人更有可能得马凡综合征，这种病导致猝死的概率非常高，而且通常会伴有心脏的疾病或者主动脉夹层。还有一些主动脉夹层是由外伤导致的。

主动脉夹层 Stanford 分型将主动脉夹层分为 A 型和 B 型。A 型夹层主要破口位于升主动脉，一般需要及时进行外科急诊处理，因为在累及冠状动脉的时候会造成急性心肌梗死或心源性休克。B 型夹层与 A 型不同，夹层病变局限于腹主动脉或髂动脉，可先给予内科治疗，待病情稳定后再给予开放手术或腔内治疗。不管是 A 型还是 B 型，总体来讲，主动脉夹层的致死率都很高，治疗风险和治疗难度也都比较大，病人往往需要去大型三级医院就诊并进行手术治疗。

在急诊科，主动脉夹层的诊断是非常重要的。主动脉夹层的临床表现多样复杂，病人早期不易察觉，因此容易漏诊。最常见的临床表现包括和急性心肌梗死一样的胸闷、胸痛、腹痛、肩背部疼痛等，且这些疼痛往往比较剧烈。如果这些疼痛有刀割或撕裂的感觉，有经验的医生会想到可能是主动脉夹层的问题。

另外，如果在测量血压的时候，左手和右手的血压不一样，也很有可能是主动脉夹层导致的问题。之前有个病人，因为左手跟右手的血压测出来差得比较多，值班医生让他去做了动脉 CT，最后发现有主动脉夹层。

还有一些主动脉夹层因为撕裂位置很高，会造成大脑缺血，出现类似于脑卒中的情况，还有可能会因为眼部缺血造成失明。我之前还接诊过一个病例，来的时候有消化道出血、腹痛等症状，专科医生当时已经打算给他做胃镜，但我们还是先常规性地给他做了腹部增强 CT，因为腹痛的病人还是要先排除一下血管问题。

做完 CT 发现，他有 A 型主动脉夹层，从胸主动脉一直延续到髂总动脉以下。更可惜的是，病人做完增强 CT 没有多久就出现了大出血，猝死了。这样的情况有时候让人防不胜防。

对于主动脉夹层这一疾病，准确、及时的诊断是最关键的，如果延迟诊断，病人往往会发生猝死，没有一丝挽救的机会。那个时候再去细究原因，往往很难找到，除非去做尸检。

大多数情况下，进到急诊科时，主动脉夹层的病人会有疼痛的情况，疼痛会带来血压的升高，我们要给这种病人进行充分镇痛，控制血压和心率，这是内科处理方案。

再说外科处理。前面讲了 A 型主动脉夹层病人应该尽早做手术，而且手术需要在体外循环下进行，所以手术的费用也是非常高的。B 型主动脉夹层病人可以放腹膜支架，而且手术可以在微创条件下进行，很多高龄的病人都可以去做，所以 B 型主动脉夹层的致死率相比以前大大降低了。

但是主动脉夹层病人的治疗费用往往都比较高，而且预后也比较差。我们也见到很多家庭不富裕的病人因为经济原因不能及时手术，最后人不行了。主动脉夹层对于病人来讲是很大的坑（我们叫"陷阱"），一旦掉下去之后，教训非常惨痛——对于医生和病人都是。

我们还遇到过一个不典型的主动脉夹层病人，外伤后导致双下肢麻木和肌力下降，最初当地医院考虑是脊髓的损伤，但是治疗后症状加重了，转到了我们医院后考虑是主动脉夹层。进行计算机体层血管成像（CTA）后发现：夹层撕裂到了髂动脉及其分支，影响了下肢血供，出现了下肢的缺血坏死，也就导致了之前双下肢无力的临床症状。

这个病例的临床表现在主动脉夹层病人中是非常少见的，我们也撰写了文章把相关经验告诉其他医生。我觉得这个非常重要，临床医生不仅需要在临床中不断汲取经验，而且需要在各种文献和书本中学习知识。医学知识的更新对于任何级别的医生都是极其重要的。

如果没有相关经验，我们就不会想到这个病例是主动脉夹层，可能会想到其他的一些问题。所以，主动脉夹层的诊断非常困难且重要，也非常考验医生的综合诊断思路——鉴别及治疗。

主动脉夹层：
人体内危险的不定时炸弹（二）

　　有一个20多岁的小伙子来医院就诊，被确诊为 B 型主动脉夹层。之前说过，夹层破裂非常凶险，病人往往九死一生，但 B 型相对 A 型会好一点儿。

　　小伙子做了主动脉夹层手术之后，肺部情况很差，甚至还出现了严重的肺部感染和肺实变，这意味着肺功能的丧失，病人无法脱离呼吸机。小伙子主要做 IT 工作，日常"996"，血压平时就很高。病人在监护室的时候，如果不用药物，收缩压最高能到 200mmHg（1mmHg ≈ 0.133kPa，为了便于理解，这里采用常用的 mmHg 表示血压，不用压强的国际标准单位 kPa，下同）。

我们会发现，随着大家的生活压力越来越大，各种不好的生活习惯越来越多，使越来越多的年轻人患上了主动脉夹层、肺栓塞、高血压、糖尿病等疾病。这些在以前都是中老年人才会得的病，但现在患这些病的年轻人也越来越多。

因为小伙子在颈部和胸部都做了介入手术，进行气管切开有难度，我们只能给他做最基本的物理治疗，并且用气管镜吸痰。我们尝试给他摘掉呼吸机。虽然病人病情稍有好转，但其实我们心里还是在打鼓，因为他的血液氧合情况不是很好，在这种情况下摘掉呼吸机其实对医护人员的考验非常大。

我们反复跟他的家人强调，他的气管插管拔掉后，很可能要重新插回去。果然，拔了之后，他的呼吸情况不是特别好。我建议多做呼吸锻炼，多咳嗽、咳痰。成年人一般都会自主做深呼吸、咳嗽，但他并不是很配合，完全不咳嗽，这可能和他大手术后体力虚弱、疼痛有关系。于是，我们安排了康复师、护士每天给他做康复锻炼，甚至在他清醒时为他做俯卧位通气，就和做 SPA 一样。

国内很少有医院会为病人做清醒状态下的俯卧位通气，这么做的原因和作用是什么呢？俯卧位通气可以治疗急性呼吸窘迫综合征（ARDS），改善顽固性低氧血症。连续多小时的俯卧位通气，能提高动脉氧合度，改善通气血流比例，减少心脏对下垂肺区的压迫，对心血管系统也有保护作用。

当时病人虽然吸着高流量的氧气，但他的氧合指数一直不够，只要稍微一活动，氧合指数就可能会往下掉，让我们始终很担心。但病人似乎对于低氧的耐受性非常好，因此我们一直没有重新进行气管插管。其实如果单看氧合情况，病人早已需要重新插管，但是再次插管对病人极其不利，我们只好小心翼翼地观察并治疗着。

为了让他能够顺利度过危机，我们派了两位医生、一位护士在他身边做治疗，还有康复师配合，大家都付出了大量的心血。后来，小伙子的肺部情况明显好转，成功从监护室转到普通病房了。在监护室的日子对于任何病人来讲都是一段噩梦般的回忆，能出去意味着开启新生。

目前，我国的护士、医生资源都比较有限。我之前去国外医院学习，发现国外护士和病人的比率是明显高于国内的。他们还有非常多的护工，可以分担一些护士的工作，而国内的护工往往只负责转运病人及一些基础的卫生工作。

虽然最近几年国内重症监护室也有心理治疗师、呼吸治疗师加入救治的团队，但大多局限于大型医院。这些医院会配备呼吸治疗师、康复师，但人数也很有限。而在国外，对于危重病人会配备十几个相关的医护人员，其中包括辅助专科医生、康复师、心理治疗师等人员。

有时候我也会感叹，和十几年前相比，我们明显有了很大进步，无论是在技术上还是在设备、检验方式上，基本已经和欧美同步了。但是，相较于欧美国家，在细节方面，我们确实还有很多进步空间。真心希望有一天我们也可以做到足够精细化，以团队的形式给病人做综合性的治疗，而不是只依靠几个医护的"单打独斗"。

阵发性室上性心动过速：与爱情无关

有一个很专业的医学名词，可能很多人不太懂，叫"阵发性室上性心动过速"，通俗地讲就是心脏乱跳。阵发性室上性心动过速大多通过心电图或者动态心电图可以明确诊断。很多阵发性室上性心动过速的病人都有心脏病史，比如冠心病、急性心肌梗死、心力衰竭等。此外，还有一些属于没有任何病因的单纯阵发性室上性心动过速。

阵发性室上性心动过速有时候没有明显诱因，有时候被一些因素诱发而突然发作，比如情绪激动、过度劳累、抽烟喝酒甚至喝咖啡。我在法国的时候，我们科室有位外籍教授只喝绿茶，不喝咖啡。我很奇怪，问他为什么。他说他一喝咖啡就会发生阵发性室上性心动过速，有一次心率很快就达到了每分钟 180 次。这种疾病的主要表现就是心跳非常快，大多数人心率在每分钟 150 ~ 250 次，节律规则。

病人心跳如此快，会有胸闷不适或者强烈的心悸感，有些病人还会出现呼吸困难。如果这样的表现持续时间比较长，肯定要到急诊科来就诊。有些病人在发作后一两分钟，能自行恢复至正常心率；有些病人如果不经过基本处理，特别是药物处理，就无法恢复，需要第一时间到急诊科就诊。

室上性心动过速是急诊科最常见的心律失常之一，经过简单治疗一般可以恢复至正常心律。我们的年轻医生在掌握治疗方法后救治成功率也很高，病人在治疗过程中突然转为正常心律会给我们的年轻医生带来很大的成就感，病人也瞬间感觉轻松了。

作为医生，第一步我们要会判断病人是不是心律失常，这对于后期的治疗是非常关键的。第二步是寻找诱因。刺激当然是占大多数的诱因，就像我前面讲到的那样，那是"心脏乱跳的感觉"。室上性心动过速在心率超过 180 次 / 分的时候真的会让你体会"心动的感觉"。

这种疾病的治疗也不是特别复杂，主要是靠药物治疗、刺激迷走神经末梢等方法。药物主要是腺苷、维拉帕米（异搏定）、胺碘酮、普罗帕酮（心律平）等。当然在用药之前，还是要看一下血钾水平（低钾状态是很危险的），或者有没有其他禁忌症。

还有一种比较特殊的方法就是刺激迷走神经末梢，这种方法主要给青年人用，一般不太会用于老年人。其实刺激咽喉部诱发恶心反射的效率不是特别高，最好的方法是Valsalva 动作或者颈动脉窦按摩。按摩时让病人处于仰卧位，单侧按摩 5 ~ 10 秒，切忌双侧同时按摩。

Valsalva 动作令病人先做强力闭呼动作，即深吸气后紧闭声门，再用力做呼气动作，呼气时对抗紧闭的会厌，通过增加胸膜腔内压来影响血液循环和自主神经功能状态，进而达到诊疗目的。

通过 Valsalva 动作兴奋迷走神经终止室上性心动过速，这个操作比较实用，也是蛮神奇的。经过一番操作后心律会瞬间转为窦性心律，网上有很多关于这个操作的视频，大家有兴趣的话可以看看。Valsalva 动作由意大利解剖学家 Antonio Maria Valsalva 于 1704 年提出而命名。它在操作上具有简便、实用及无创性等优点，在临床上沿用已久。

2015 年，大名鼎鼎的《柳叶刀》（*The Lancet*）杂志发表的一项 REVERT 研究改进了 Valsalva 动作，也就是让病人在 45° 半卧位憋气 15 秒之后立即平卧，并由他人抬高其双腿 15 秒以增加回心血量，再回到 45° 半卧位 30 秒。改良 Valsalva 动作组可以使室上性心动过速的治愈率达到 43.5% 左右。

生活中有一些小细节也属于 Valsalva 动作，比如用力排便、咳嗽、打喷嚏、吹奏乐器、举重甚至分娩等。不得不提的是，在生活中做一些 Valsalva 动作或是在临床上做 Valsalva 动作时，有可能出现视网膜前出血。这种出血被称作 Valsalva 视网膜病，主要是因为呼吸屏住时声门关闭，胸腹压升高，血压瞬间升高，从而导致结膜充血，以致出现视网膜前出血。对于 Valsalva 视网膜病，大家还是要注意的。

在各种器械以及侵入性治疗迅速发展的今天，一些易于操作、性价比高、非侵入性的治疗方法，应当成为临床医生研究以及创新发展的对象，这不管是对于病人，还是对于医学发展都是合理的。

ECMO 是神器，但别滥用

体外膜氧合，也就是 ECMO 技术，在我国台湾也叫叶克膜。ECMO 的核心部分是膜肺（人工肺）和血泵（人工心脏），可以对重症心肺功能衰竭病人进行长时间心肺支持，为危重症病人赢得宝贵的抢救时间。

ECMO 一开始主要在心肺移植时起到桥接作用，但现在它在很多病人身上都能够使用，包括呼吸衰竭以及心跳、呼吸骤停的病人。很多医院，特别是中国的大型医院，在近五六年间都开始配备 ECMO 机器。某些省份的大型医院，一年能做上百台的 ECMO。ECMO 技术日渐成熟。而欧美国家在二三十年前就已经开始发展这项技术。在十几年前，他们的 ECMO 技术就已经非常成熟了。

我举一个 ECMO 技术用于治疗呼吸衰竭的例子。几年前曾经暴发过禽流感，暴发过甲流，很多重型流感病人在使用 ECMO 的情况下，可以挺过急性呼吸衰竭，其肺病被慢慢治愈，最终能够生存下来。但是医生在给病人用 ECMO 之前，需要做一些评估，即评估病人能不能或者需不需要上 ECMO。

理论上讲，年纪太大的病人（75 岁以上），以及有基础疾病的病人都不适合上 ECMO，因为年纪大的病人预后一般会比较差。新型冠状病毒疫情暴发后，ECMO 的使用开始增加。我们去武汉抗疫的时候，带了好几台 ECMO 机器去，因为在发生重型病毒性肺炎导致的急性呼吸衰竭时，如果不用 ECMO 技术的话，很多危重症病人没有办法撑过急性期。

但是，我们也不能为了上 ECMO 而上 ECMO，不能把这项技术神化。说到底，它就是一项单纯替换心肺功能的技术。使用任何一项技术时都需要很好地把握指征，首先是不能滥用。除了指征的把握，还需要考虑尝试别的治疗方法，比如通气、呼吸机参数的优化等。在这些治疗都用过而且效果确实很差的情况下，使用 ECMO 可能会有用。如果前面这些技术都没有使用过，直接上 ECMO，我们相信上机的指征是不完备的。

ECMO 在急诊中最重要和关键的应用，就是对于心跳、呼吸骤停病人的救治。ECMO 适用于一部分心跳、呼吸骤停的病人，比如病毒性心肌炎导致的心跳、呼吸骤停的病人。前面提到，病毒性心肌炎会造成急性心功能衰竭，甚至心跳骤停。

另外，部分急性心肌梗死、急性心源性休克的病人在 ECMO 的治疗下，可以收获"起死回生"的神奇效果。但其实 ECMO 的心肺复苏成功率还是非常低的。我们经常碰到这样的情况：病人虽然救回来了，但是神经功能恢复不了，大脑醒不过来。过了很久之后，最终还是因为各种并发症，或者因为心功能无法恢复又不能做心脏移植，人还是走了。

新闻媒体报道的往往是那些成功的案例，但其实还有很多不成功的案例或者用完效果不好的案例。ECMO 技术并没有我们想象的那么神奇。但是，对于急危重症病人，特别是心跳、呼吸骤停的病人，能够尽早用上 ECMO 技术给予心跳的支持，给予大脑充分的供血，使大脑缺氧时间相对缩短，也就意味着神经功能预后相对来说会好一些。

心肺复苏成功率跟我们的院前急救水平还是有关系的。欧洲国家的院前急救系统是全世界最完善的。我曾经留学法国，巴黎的院前急救系统（SAMU）非常完善，他们会随车携带 ECMO 机器。令人印象最深刻的是，他们会在院前的各种环境下，包括在地铁站、图书馆，甚至在卢浮宫里、巴黎铁塔下，进行 ECMO 治疗。

当然，在环境不是特别安全而且细菌比较多、比较脏的情况下使用 ECMO 技术时医生的压力会非常大，但是这也体现出他们的院前急救能力是非常强的，在这种极端条件下还能给病人上 ECMO。

我在法国留学的时候亲眼见到他们给一名在路边因为寒冷而心跳、呼吸骤停的流浪汉上了 ECMO。上完 ECMO 后，医生把这个病人拉到了监护室。我看着那个病人一直处于室颤心律。其实他是没有心跳的，换句话说，他的心跳是无效的。我的老师告诉我，这个病人虽然泵血能力很弱，但是有机器在支撑着，尚能支持他的脏器功能，特别是脑供血。最后，他真的慢慢醒过来了。

当然，付出的代价也是很大的，救治费用很高，预后也不一定非常好。到底上 ECMO 能不能让病人获益，取决于医生怎么评估，以及上完 ECMO 之后的综合治疗。ECMO毕竟只是一种支持手段，光靠这个，难以让病人的病情完全好起来。

以急性心肌梗死为例，如果不去做冠状动脉造影，病人一直处于急性心肌梗死状态，哪怕 ECMO 连上 100 天，治疗都是没有效果的。所以我这里要讲的就是，虽然 ECMO 是神器，但是如果没有把握好指征，那么这神器对你来说也是无效的。

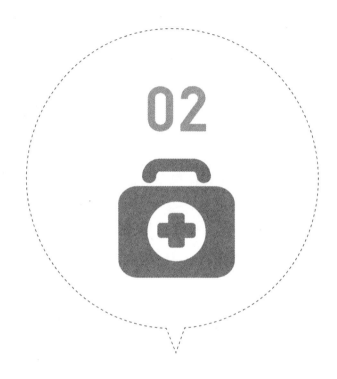

第二章

出现外伤，别慌

溺水：不同水域溺水的治疗有讲究

溺水是创伤的一种，但它是比较特殊的创伤。大家也许在平时碰见过有人溺水，或者在新闻上看到过有人溺水。有一些人比较幸运，掉下水之后马上被救起来了，或者自己扑腾两下又起来了，也有人掉到了较浅的池子里，只是呛了两口水。但有一些人就没那么幸运了，最严重的就是溺水时间很长，导致心跳和呼吸都停了，这样的情况我们也碰到过很多次。

之前有两件事情让我印象最深刻。一件发生在夏天，有一位中年男性带着一个小朋友去水库玩水，两人都不会游泳，入水之后发现水很深，大人发生了溺水。家里人很快就发现了他，迅速把他拉了上来。病人被送过来的时候意识还算清楚，但是肺部已经有了吸入性肺炎的病理改变。

他家属中恰好有一位护士。这位护士说病人当时心跳停掉过，意识也丧失了，他也对病人进行了体外按压。我们观察了一下，病人意识清楚，而且看起来状态还可以，不像是发生过心跳、呼吸骤停。我当时就觉得很奇怪，始终对他心跳、呼吸骤停这一点存疑。这位病人除了肺部损伤，其他功能恢复得还可以。在监护室住了两天后，他就转到普通病房去了，算是非常幸运了。

另外一位溺水的中年病人给我的印象也非常深刻。他因为投资失败，半夜跳进了杭州的钱塘江，水警把他捞出来送到了我们医院的急诊科。病人进来的时候心跳已经停止，但我们给他做心肺复苏的时间并不长，大概有三分钟，情况还比较乐观。后来他发生了呼吸衰竭，我们给他做了气管插管并上了呼吸机。

他老婆和朋友赶过来后跟我讲，他之所以跳江是因为本身家里经济就比较困难，投资还损失了大概5万，想不开了。我心里想，他这一跳，家里人要救的话，一天的监护费用就要1万，一个星期的医疗费都要超过他投资进去的钱了。后来，他家里人好不容易才筹到了3万块钱给他治病。我觉得他醒过来之后，肯定会很后悔，不但让家里人担心害怕，而且钱财的损失还更多了。不过还好最后我们还是把他救回来了。

溺水最可怕的并发症是吸入性肺炎，简单说就是把脏水吸到了肺里面，导致了肺部感染。如果是清澈的活水（溪水、湖水）还好一些，如果是死水，水中有大量的微生物，后果会非常严重。应对这种肺部感染，最关键的就是要找到它的病原菌。

有一年过年时，急诊科来了两例溺水的病人。两位病人都是不小心掉到了污水池子里，情况很严重，到了我们急诊科后都上了 ECMO。其中一例是老年人，最后救不回来走掉了；另外一例年纪比较轻，我们把他救回来了。

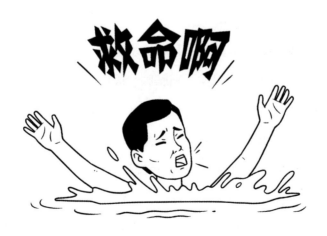

我们对这两位病人都做了肺泡灌洗液的病原菌培养，检验结果都是军团菌。军团菌最早出现在美国，它是一种不典型的病原菌，普通人感染的概率较小，一般免疫力低下时（如患肿瘤、艾滋病时）或在特殊环境下才会感染军团菌。感染军团菌的病人需要用特殊的抗生素进行治疗。

如果无法确定细菌类型，所使用的抗生素的杀菌谱没有覆盖这个细菌，抗生素就无法把细菌杀死，病人的死亡率就会非常高。在日常生活中，军团菌一般来自家里的空调。如果空调常年不清洁，里面就会有很多军团菌属的微生物，人在吸入之后，可能会患上军团菌肺炎，不及时治疗的话死亡率非常高。

还有的病人在溺水后会把真菌吸进去。最常见的真菌就是我们脚上的真菌，俗称"脚气"。溺水可能会导致真菌性的肺部感染，有的病人掉到污水池里，肺部的真菌通过血液转移到大脑后引发了脑脓肿，最后就可能导致病人死亡。因此根据临床经验，在确定这类病人所感染的病原微生物之前，我们会把抗真菌的药先用上。溺水的人一旦扛过了肺水肿及肺部感染，就会慢慢好转。

只有知道了病原菌是什么，我们才能有的放矢，才能更好地治疗。我们科室也有研究生把杭州周边江河里的水取来检测。他们发现这些水确实很脏，水里有各种各样的细菌、真菌，还有不典型的军团菌。

如果在冬天溺水，往往会伴有低体温状态。如果在冬天的晚上发生溺水，水温非常低，人被捞上来之后体温往往只有二十几摄氏度，哪怕没有溺水，也可能会被冻死。

另外，海水溺水的救治方案和淡水溺水有很大的区别。在杭州及其周边城市溺水，大多数还是淡水溺水，但是在沿海城市会出现溺到海水里的情况。海水溺水其实更特殊，因为海水含有 3.5% 的氯化钠及大量钙盐和镁盐，一旦进入人体，会对呼吸道和肺泡有化学性刺激作用，使大量蛋白质及水分向肺间质和肺泡腔渗出，引起非心源性肺水肿。

异物扎伤：正确做现场处理至关重要

　　某个阴雨天，55 岁的李大爷上山修剪树枝，却不慎从两米多高的树上跌落，脸部着地，被一根直径约 2cm 的竹子扎伤，竹子从口腔贯穿至右后颈部，同时李大爷的左肩部也被竹子扎伤了。李大爷自行拔除了左肩部竹子，当时即感左肩部、右面部剧烈疼痛。

　　工友立即驾车把李大爷送到了当地医院。CT 提示：右颌面部、颞颌关节周围软组织挫伤，右侧颞下窝有异物可能，颈部及右侧颜面部多发软组织肿胀伴散在积气，左侧肩胛骨骨折。虽然给予了破伤风抗毒素肌注、清创、补液等对症支持治疗，但是由于颈部异物仍然存在，当地医院无法手术处理，李大爷和家属决定转到我们医院急诊科就诊。

CT 再次提示右侧咽旁间隙水肿伴异物，为确认是否伤到颈部血管，我们给李大爷做了颈部 CT 血管造影，结果提示：右侧枕部软组织血肿，内假性动脉瘤形成可能。血管外科和口腔外科立刻进行联合急诊手术治疗。血管外科医生在假性动脉瘤近端枕动脉显影中断处予以游离弹簧圈 4 枚栓塞，栓塞后造影示枕动脉栓塞有效。

接下来关键的救治步骤是取异物。口腔外科医生沿右侧口内前庭沟原有创口，探查异物并取出，术中用大量生理盐水冲洗，并予清创并间断缝合病人右侧口角及右下唇撕裂伤口。术中发现右侧扁桃体及咽后壁红肿、出血，予电凝止血。

当时评估病人气道情况尚可，考虑暂不行气管切开术。手术历经一个多小时，过程很顺利。术后李大爷被收入急诊监护室监护治疗。根据术中的情况，李大爷还是比较幸运的，竹子扎入脖子的路径正好避开了颈部最主要的几根大血管和颌下腺等重要器官，否则后果不堪设想。在我们医院急诊监护室医生的治疗下，感染和相关并发症被控制住了，李大爷在摘机拔管后顺利地转入了普通病房。

像李大爷这样不慎被异物刺入体内的情况，在我们急诊科并不少见。浙大二院急诊科每年都会收治数十例异物刺入体内的病例，异物包括钢筋、刀具、针线、铅笔、树枝等，五花八门。

曾有一名福建工友，被 7 根钢筋穿身，辗转 612 公里赶到浙大二院，入院时已休克。穿身的七根钢筋，根根要命，是先拔还是先手术？在拔出时戳破大血管怎么办？钢筋上的倒钩造成二次伤害怎么办？急诊医学科联合胸外科、心脏大血管外科、骨科、麻醉科等多个专科，连夜会诊组织抢救，病人最终化险为夷。

如果生活中发生这样的意外，我们应如何处置，才能确保伤害最小化，并为后续治疗争取时机？我有几点建议：当异物刺入人体，特别是异物刺入头部、颈部、胸腔、腹腔和四肢大血管走行的部位时，现场处理是否正确至关重要。如果插入物过长，可以切断，但切断时应注意减少震动和移位。即便物体刺入位置不深，也不要擅自拔出，以免造成大出血，导致失血性休克甚至死亡。

李大爷当时在情况不明的状况下在户外自行拔出了竹子，这是非常危险的举动，容易造成动脉出血，继而引发失血性休克甚至当场死亡。颈部的损伤还容易导致对气道的压迫，气道梗阻也会导致灾难性后果。即使被异物刺伤了动脉，也不要慌乱，因为异物在体内有一定的压迫止血效果，只要及时把伤者送入医院，还是有条件进行治疗的。

电击伤：避免人体成为导体

　　电击伤是一种常见的损伤，是指人和电源直接接触之后，电流进入体内造成的人体组织损伤或器官功能障碍。电击伤除了可以造成常见的局部灼伤外，高压的电流甚至还会将接触部位的皮肤直接碳化。

　　在有些电视剧里我们会看到，人接触了高压电后会迅速碳化变黑。而日常生活中使用的220V交流电，如果与人体直接接触，通常会在皮肤表面造成局部灼伤，还常造成心血管系统和中枢神经系统损伤，严重时会导致心跳、呼吸骤停。

　　临床上经常会有触电性昏迷的病人。触电性昏迷是指触电后发生的短暂性昏迷，20%～50%的触电性昏迷病人CT提示有脑水肿。经过治疗，大多数的触电性昏迷的病人不会出现后遗症，一部分病人触电之后出现蛋白尿等表现，但也有少部分病人会发生更严重的并发症，如休克、室颤以及呼吸暂停。呼吸暂停会让病人处于假死状态，如果及时抢救，还是可以能够挽回病人生命的。

电击伤的局部表现有其独特之处，它会有"出入口"。比如说病人左手接触了电源，我们会在病人左手上发现皮肤破损，即电流的"入口"，接下来就要去找电流的"出口"，如果发现右手上也有皮肤破损，基本可以判断电流是从左手穿行到右手的。这种情况下，电流可能会造成骨关节、软组织的损伤，甚至会对肠道、肺造成洞穿性的损伤。

血液是很好的导体，所以触电也会造成血管的栓塞和破裂。触电后，病人还可能会出现延迟性的组织坏死，因为电击伤虽然入口非常小，但其实可能在身体内部导致血管破裂、栓塞、坏死等情况。总结其特点，就是"口子小，肚子大"。

我们国内主要使用的是 220V 的电压，这也是目前最常见的引起电击伤的电压值。触电后的反应因人而异，我碰到过的病人在受到 220V 或 360V 电压电击后，其电击伤没有得到及时处理，出现了室颤导致心跳、呼吸骤停的情况。

如果我们在日常生活中遇到有人触电的突发情况，一定要在不接触触电人员的前提下第一时间切断电源，并用不导电的物体拨离电源。如果触电者心跳、呼吸骤停，那还需要现场进行心肺复苏。

抢救触电者时，第一条是确保环境安全。比如在病人触电的环境中如果有水，我们需要用安全有效的方法让他尽快脱离电源，并将他转移到安全的地方进行施救。有时病人触电了，病人的朋友去救他，结果也触电了，这种情况是非常危险的。

一般情况下，触电导致的心跳、呼吸骤停的预后相对来说还是可以的。因为电击是一过性的，所以当触电造成了休克或者心跳、呼吸骤停时，很多病人经过及时治疗，可以恢复到正常状态。

电击伤的伤口也需要及时处理。如果病人手上的伤口处出现了张力很大的水疱，需要及时切开减压，否则可能会引起肿胀，影响血供，甚至导致截肢。这种情况我们也是碰到过的。我们还碰到过触电后病人肢体处于毁损状态的情况，这种病人就需要及时进行手或脚的截肢处理。

日常用电的电压很高，一旦触电，对脏器功能的损伤非常大。所以大家使用电器时一定要注意安全，千万不要直接触碰电源，否则会非常危险。

爆炸伤：三级损伤的治疗

爆炸事故一般离我们比较远，爆炸伤在国内急诊科也不太常见。最近有一个电视剧讲述了一起公交车爆炸案，里面有一个自制"高压锅炸弹"的角色，令人印象深刻。浙江省前两年曾经也有一起特大的油罐车爆炸事故，造成了多人伤亡，后来那批伤员被送到我们医院进行抢救。

爆炸伤是指可爆物发生爆炸时造成的人体损伤。生活中的爆炸伤多由意外事故导致，如锅炉、煤气罐、化工厂等发生爆炸或军训时手榴弹、炸药包等意外爆炸，利用此类手段进行自杀与谋杀的案件也有发生。

爆炸可对人体造成多种损伤，其轻重程度跟人身与爆炸中心的距离有关。距离爆炸中心较远时，可致肢体断离，内脏粉碎；处于爆炸中心部位时，可致人体组织碎片四处飞溅。有些恐怖袭击可能用的是自制的炸弹，其伤害程度的大小，主要取决于炸药成分（炸药分为高能量的炸药和低能量的炸药）。地雷，还有简易爆炸装置都属于炸药。还有一些炸药，比如脏弹等，里面装有毒物。

爆炸损伤的机制主要分为三类，爆炸伤一般分三级。

一级损伤，是指冲击波对身体造成了直接的影响，包括对肺、胃肠道和中耳等的影响。肺对爆炸产生的冲击波特别敏感，冲击波会使肺出现严重的挫伤，可能造成肺破裂，导致"气胸"；也可能会造成肺出血，导致"血胸"。所以，冲击波对呼吸系统的损伤会很严重。冲击波对胃肠道的损伤会造成腹部的水肿、出血，甚至肠道的穿孔或者破裂。另外，眼睛、耳朵对于爆炸也非常敏感，最常见的损伤包括耳膜损伤、耳膜穿孔、眼角膜损伤，这往往会导致病人失聪或者失明。

二级损伤，是指受害者被爆炸时加速移动的物体碎片击中。一般爆炸都会伴随炸弹碎片的飞散，或者引起周边一些锐利的小物体同时飞射，这些弹射物常常会导致受害者的软组织损伤、内脏器官损伤，以及一些部位的骨折。

三级损伤，是指爆炸时受害者撞击固体所导致的损伤。

我们医院曾经收治了一位经历爆炸事故的老大爷，刚进医院的时候他伤得很严重。老大爷的儿子告诉我，他父亲离事故现场很远，却还是被爆炸冲击波击倒了。老大爷被送到医院来的时候已经奄奄一息了，我们觉得救回来的希望渺茫。从大爷的表现不难推测，之前爆炸的威力到底有多大。当时老大爷颅内有出血，肺部有挫伤，四肢也骨折了。但是后来经过我们的救治，老大爷最终恢复过来了，真是奇迹啊。

还有一种情况是复合伤，复合伤通常指两种或两种以上致伤因素同时作用于人体而产生的损伤。一般经历油罐爆炸的病人都会伴有大面积的烧伤，还会伴有一些毒气的吸入，比如一氧化碳、粉尘和高温气体等。除了这些，我还碰到过爆炸导致的建筑物坍塌对伤者造成了二次伤害的情况。

爆炸造成的伤害程度，首先取决于受害者在爆炸中的方位。比如那部电视剧里发生的公交车爆炸案，在公交车如此密闭的环境里发生强力的炸弹爆炸，乘客基本必死无疑，不可能有逃命的机会。其次也受炸弹强度的影响，如果是高能量的炸弹，周边两公里范围内的草木可能全被摧毁，人根本无法幸免。

对于生活在和平年代的我们来讲，爆炸伤非常少见，但医生也应积累一些相应的救治经验。在临床上，对于伤情的评估和判断被称为鉴伤。如果爆炸区域内有非常多病人需要我们去救治，就非常考验现场鉴伤的技术。现场会有人负责分发表示伤情程度的牌，一般有红、黄、绿、黑四种，红色表示紧急，黄色表示延后，绿色表示轻度，黑色则表示已经死亡。

如果鉴伤错误，或者鉴伤分类不恰当，则可能会延误对病人的治疗。因为根据不同的颜色，医护人员可以知道病人的伤情程度如何，进一步去判断病人是需要立刻救治，还是可以等待一段时间。有限的医护人员不可能第一时间同时对所有病人进行救治，所以医疗资源会尽量优先给那些特别危重的病人，保证他们能够在第一时间得到尽量好的治疗。

对于这种爆炸伤病人来说，后期的心理辅导也比较重要。创伤后应激障碍（PTSD）在爆炸伤病人中非常常见，需要我们在后续治疗中予以重视。那位老大爷在治疗后期就出现了精神症状。他虽然脑子清醒了，但晚上睡不着，还容易做噩梦，白天也休息不好，日夜颠倒，还出现了幻觉，出现了类似PTSD的症状。这类病人就需要医生的心理辅导，以及心理治疗师的早期干预，并使用一些镇静抗焦虑的药物。

刺伤：千万别模仿影视剧自行拔出

　　锐器伤是急诊科常见的创伤之一。这里说的锐器，不仅仅指刀，还包括其他的锐器，比如钢筋、剪刀，甚至砂轮等。最常见的锐器伤是不小心用锐器伤到自己造成的，比如切菜的时候不小心割到自己，或者不小心扎了一下，这些情况一般都是皮肤或者肌肉受到损伤。

　　真正严重的是伤到了脏器的锐器伤，比如一刀捅到肚子上，可能会伤到肠子、肝脏，更严重的，甚至会造成大血管损伤，特别严重的话，会造成大出血，在短时间内发生失血性休克甚至死亡。

　　钢筋穿刺造成的锐器伤也并不少见。我在急诊中曾经遇到过一个从工地的架子上掉下来的工人。他掉下来时正好下面有根钢筋，钢筋从臀部直接穿过，紧接着进入腹腔，最后直接从胸腔穿出来。万幸的是，这根钢筋虽然从臀部进去，穿过腹腔、胸腔等，穿透了很多器官，但是竟然没有扎到心脏、肺等重要脏器，也没有损伤重要血管。钢筋好像长了眼睛一样，成功地避开了关键部位。

两年前我接诊过一位病人，是一个从外地来打工的小伙子。他在宿舍跟他室友因为一件很小的事情发生了口角，他室友二话不说拿起一把菜刀连着捅了那个小伙子七八刀。小伙子当时还清醒，马上报了警。被警察送来医院的时候，他的血压非常低，皮肤发白，失血量应该非常大。当时我们在急诊科马上启动了紧急预案。

因为有一刀正好扎到病人心脏的位置，我们判断可能发生了心脏破裂，所以就紧急在急诊科进行了床旁开胸手术。开胸之后我们果然发现了心包破裂，于是紧急进行了心包修补。与此同时，我们发现他的肺也被捅破了，于是把肺也进行了修补。之后我们又发现有一刀通过病人的胸腔扎到腹部去了，一侧的肾脏已严重损伤，所以我们把病人一侧的肾也切除了。也就是说，他的心脏、肺及肾脏都受到了严重损伤。

在病人进入监护室后，我们又发现他有一段肠子也破裂了，于是又为他进行了第二次手术，把肠子切除了一部分。幸亏他年轻，身强力壮，两个星期之后，身体就恢复得差不多了。小伙子来自农村，家里经济条件非常差，刚来杭州打工就欠了医院十几万，这对他来说压力很大。他的室友虽然被抓进警局，但说自己没有钱赔偿。于是我们让小伙子先治病，以后再慢慢筹钱。没想到过了一段时间，他就把钱送回来了。

一旦遇到锐器伤的病人，医生一定要当机立断，胆大心细。像上面那个小伙子的情况，如果要等到进了手术室再开刀，肯定已经错过了最佳抢救时机，所以我们必须第一时间在床旁进行手术操作。另外，医生一定要判断好锐器到底是从哪个部位穿过去的。是只穿破了胸腔，还是胸腔跟腹腔一起被穿破了，这是非常重要的，会直接关系到手术的位置。

如果遇到止不住血的情况，医生还可以利用一些其他技术，如复苏性主动脉球囊阻断术（REBOA）。1954年，卡尔·休斯中校首次报道了使用腹主动脉球囊阻断术（IABO）治疗伤员的创伤性出血，过程是把一根非常长的导管通过股动脉放到人体最大的血管——主动脉里面，把主动脉直接阻断掉。这就像发洪水的时候我们用堤坝把河流上游先堵住一样，可以让出血量降到最小甚至直接阻断血流。熟练操作这项技术的医生只要 5 ~ 10 分钟就可以完成临时止血。

在这里我也要特别提醒大家，当有锐器扎进身体之后，特别是如钢筋等长条的锐器插进身体之后，千万别当场拔掉，因为当场拔掉锐器很可能会危及生命。当锐器扎到了重要脏器或者血管时，尖锐的一端在腹腔和胸腔里有一定的压迫血管的作用，有助于止血。当你在现场拔出锐器时，压迫效果没有了，瞬间大失血，到医院可能就无法抢救了。

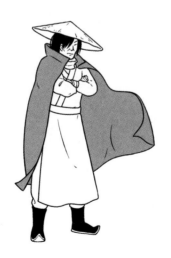
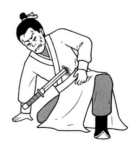

有时候我们会在影视剧中看到主角被一根箭刺中，或者被一把刀扎伤胸腔或腹部，影视剧中的角色可能会非常英勇地把锐器拔出来，但这显然是不对的。现实中如果有锐器刺入身体，一定不要当场拔出，必须立刻把伤者送到医院里来。如果刺入身体的是很长的钢筋，我们甚至需要让消防队员用电锯把外面那段钢筋锯掉，再把人送到手术室开刀，把体内的钢筋取出来。

交通事故伤：安全驾驶才是根本

我曾经接诊过一位经历车祸后抢救失败的病人，想起来仍觉得很可惜。这位病人是货车司机，在高速公路上行驶时发生追尾。他驾驶的那辆货车，车头已经变形，他在驾驶室里被方向盘卡住了胸腹部，动弹不得。

消防队员对车头进行了破拆，医护人员也赶到现场进行急救。在被救出来之前，这位病人还能说话，意识也是清醒的，但一从货车里出来，马上就失去了意识，血压降到零，在去医院的路上就停止了心跳。

病人送到我们抢救室的时间是凌晨 1 点左右。我们马上给他做了心肺复苏，床边超声检查提示腹腔大量出血。值班医生利用复苏性主动脉球囊阻断术控制出血。

我们当时对这位病人的抢救还是比较成功的，他的心跳在停了 20 多分钟之后回来了，而且血压也慢慢稳定了。于是我们给病人做了 CT，却在看到检查结果时都倒吸了一口冷气——原来病人的腹主动脉破了。

主动脉是我们人体主要的大血管，一旦主动脉破裂，人基本没法生存。好在球囊阻断把上游血液拦截住了，所以后面的出血量就变少了，这意味着我们可以有一定的时间去进行手术治疗。

这位病人的病情确实非常严重，也很复杂。当时我们反复讨论了手术方案，最后血管外科的医生决定先进行介入手术。我们试图通过微创手术把主动脉的破口堵住，但遗憾的是，介入手术无法堵住破口，病人很快又休克了。

因为球囊阻断会导致下肢缺血坏死以及肾功能衰竭，所以阻断时间一般来说应控制在 30 分钟以内。阻断是一定要放开的，不可能一直堵在那边，不然会造成很严重的并发症。这就好比如果一直把河流的上游堵住，河流下游需要灌溉的庄稼就会枯萎。

一边是介入手术堵不住破口，另一边，我们也发现病人的肚子越来越胀，腹腔的出血越来越多了。没办法，我们只能选择开腹手术。很多人会疑惑，一开始就进行开腹手术不就好了吗？这里有个概念：损伤控制。简单说就是要用创伤最小的、时间最短的手术方案为病人进行急诊止血，解决威胁生命的外科事件。当然，面对如此巨大的创伤，在如此紧急的情况下要决定病人的治疗方案是非常困难的。

开腹之后，我们发现病人的肠子也有破口。另外，不仅仅腹主动脉有破口，从胸动脉开始还有好几个破口，等到开腹做修补时，病情已经很糟糕了。当时我们给病人输了五六千毫升的血以及血小板、各种凝血因子等，几乎把当时医院存了一周的 A 型血全部输完了。但这个病人最终还是因为失血过多，腹腔、血管损伤太严重而无法继续手术，在匆匆关了腹腔被送去监护室后，没过多久就不行了。

当病人的儿子从外地匆匆赶来时，他父亲已经走了。他一开始完全不能接受这个事实，毕竟他父亲还不到 50 岁。他自己也才参加工作没多久，来的时候整个人都是蒙的。大家不断安慰他，最后他也只能慢慢接受这个事实。

重新分析这个病人的抢救过程，我觉得前面还是比较成功的。后来我们看了车祸的视频，发现应该是暴力冲击导致了主动脉当场破裂，但是正好方向盘卡在那个位置，为主动脉起到了压迫止血的作用。当医护人员抵达现场，消防队员把他从车子里拉出来的时候，压迫作用没有了，病人就发生了失血性休克。

美国陆战队有一个野外急救方法：当发生伤及大血管的骨盆损伤时，应把膝盖顶在腹部的剑突下位置，这样可以把大出血暂时压迫住，起到止血作用。这和刚才说的其实是一个道理。发生车祸时，方向盘一般正好会压在腹部和胸部之间的位置，这个部位有很多重要的脏器，包括肝脏、胰腺、十二指肠等，往往会造成很严重的脏器破裂和血管损伤。

在这个病人来之前的大概一个星期，我们也收治过一个在高速公路上发生车祸的病人，那个病人相对就比较幸运。当时那个病人的失血性休克很严重，根本来不及去手术室。我们在床边给他进行了剖腹探查，发现肝脏已经破裂。把肝脏摘除、止血之后，这个病人很快度过了危险期。现在回想起来，我对这件事还是记忆犹新的。

大家可以从这些事情中总结出很多教训。在很多车祸事件中，车里的人虽然绑着安全带，避免了很多意外的发生，但是安全带造成的胸腹部挤压伤也是非常常见的。所以，在开车时遵守交通规则、谨慎驾驶非常重要，因为生命只有一次。

支气管断裂：看不见的钢丝能致命

一个夏天的中午，一位年轻女士骑着电动车，行驶在非机动车道上。尽管她的速度不是很快，周边也没有明显的障碍物，但她突然就倒地了。旁边的人以为她是自己晕倒的，马上把她送到医院急诊科。当时病人意识还清楚，主要表现是喘不上气。经过查体之后，我们发现她脖子上居然有一条很细的勒痕，不仔细看还发现不了。

因为病人氧合情况很差，无法呼吸，我们就对她进行了气管插管。虽然管子插进去了，但呼吸机一直报警，提示低潮气量状态。这说明有漏气现象发生，也就是说病人从气管到肺的某处可能有破损，所以呼吸机才会提示漏气。最后，我们发现病人的支气管断裂了。不过这位病人还算比较幸运，因为像这样支气管断裂的病人，很多都无法进行气管插管。一旦插不进去，就可能需要一些其他的操作，比如切开气管，风险非常大。

明确了病人支气管发生断裂之后，我们马上联系耳鼻咽喉科做支气管修补手术。手术比较顺利，病人后面也慢慢康复了。这位病人真的算是很幸运的，支气管旁边的血管、神经都没有出现明显的损伤，出血量也不是特别大。但是她的声带还是受到了影响，后面她做了气管切开，暂时说不了话。

之后，病人跟交警一起查看了监控，才发现当时路上有一根不知道从哪里掉下来的钢丝横在那里，正好从病人脖子的位置勒了过去，非常可怕。可以想象，如果当时电瓶车速度再快一点儿，这种细钢丝一勒，可能脖子就断掉了。

回想起来确实很可怕，如果颈动脉破掉或者支气管完全断裂的话，病人可能会当场死亡，就像电影里常出现的"抹脖子"一样。不过这位病人还是比较幸运的，被我们成功抢救回来了。

像这样的病人，我在急诊科还是见过一些的。有些病人是因为被人勒脖子，有些是因为上吊自杀，他们通常都会出现支气管损伤，甚至连同食管一起受损。有些病人食管和气管都有了破口，造成气管食管瘘，死亡率往往非常高。

另外，我们的颈部有丰富的血管，颈动脉也包含其中。平时我们在电视上看到用刀抹脖子，主要是为了切断颈动脉。一旦颈动脉破裂，出血量会非常大，瞬时可以达到几千毫升，一下子就把一个人的血放光了，人瞬间就会没命，几乎是救不过来的。所以说颈部的锐器伤是很致命的，需要紧急抢救。

此外，颈部还有喉返神经及其他重要的神经，而且颈部的一些血管是直接向大脑供血的，哪怕这些血管受损不严重，暴力打击导致的血管闭塞或者血栓也会瞬时造成大脑缺血缺氧，并可能造成心跳、呼吸骤停及类似脑梗死的情况，引发各种各样的临床表现。

回想起来，那根线那么细，在阳光下几乎看不到，确实很难被发现。幸亏她骑得慢，否则后果不堪设想。

现在很多人骑电瓶车速度很快，所以我在这里也要提醒大家平时骑车，特别是骑电瓶车时，一定要注意前方障碍物，小心谨慎。现在有很多人，特别是一些外卖小哥，一边骑车一边看手机，这样对行人、对自己来说都不安全。

另外，如果我们在生活中遇到这样颈部受损的病人，一定要把他们第一时间送到急诊科进行抢救。病人如果伤到了颈部血管，我们一定要第一时间进行加压包扎，甚至用手按压伤口，起到压迫止血的作用，并且马上送病人到附近医院就诊。切勿在现场耽误太多时间，以免病人出血过多，到医院来不及抢救。

颈椎损伤：
可能要躺着看一辈子天花板

我们医院的脊柱外科是浙江省的脊柱外科中心，名气很大，所以急诊科每年会收治很多有脊椎、脊柱外伤的病人。我们知道，脊髓神经被包在脊柱里面，是和大脑神经相连的非常重要的神经。通俗地讲，它可以把大脑的信息传导到我们的四肢，就像高速公路一样。

大家应该都在电影或电视剧里看到过暗杀的场面，杀手把对方的头一掰，人就倒下了。从医学的角度来讲，这样做的目的就是造成对颈椎的损伤。寰枢椎骨折往往会导致突发的心跳、呼吸骤停，因为发生高位的颈椎，特别是寰椎、枢椎脱位或者是寰枢椎骨折时，骨折块会压迫到延髓，影响其中的生命中枢、呼吸中枢。延髓一旦受压就会引起急性的呼吸抑制、呼吸衰竭，会引起急性的心跳骤停，进而导致急性死亡。

大多数的颈椎损伤，如果涉及脊髓就会伴发神经体征。所谓的神经体征，就是四肢肌力下降的表现。如果病人的四肢都动不了，那么预后往往非常糟糕。哪怕我们给他做了固定手术和减压手术，病人通常也恢复得不理想，有些人甚至恢复不了。

所以这类人可能要一辈子躺在床上看天花板。而且在这些病人中，有很多人会死于后期的并发症，比如肺部感染、肺静脉血栓等。

有个年纪很轻的小伙子给我的印象比较深。他过年的时候去山上采摘野果，不小心摔了一下，之后就高位截瘫了。家里人把他送过来时对治疗的期望很高，因为他毕竟才30岁左右。但实际上，他们来医院的时候，病人的四肢肌力几乎没有了，颈椎损伤平面位置也很高，在颈椎4～5水平。

这里给大家科普一下，我们所说的颈椎损伤，是指神经功能损伤。有一部分病人颈椎没有骨折，但还是会出现神经损伤，这是为什么呢？因为这些病人可能出于颈椎的过伸或过屈，导致了神经损伤。

举个例子，我们在坐汽车的时候，最危险的是什么呢？是突然刹车。因为急刹车有可能导致颈椎损伤。这种情况大多发生在我们意识比较薄弱的情况下。一般我们遇到危险时，如果有预警，人体会做出自我保护行为。但是在特殊情况下，譬如睡着时，人体就没有这种自我保护动作。很多人都有在车里打瞌睡的经历，一打瞌睡，一个急刹车，可能颈椎就受伤了。

还有一种情况是因为喝多了。我们在急诊科经常碰到喝多了的病人，摔得特别严重。因为喝多了之后，人体会丧失自我保护的能力，一旦摔倒，往往情况特别严重。哪怕是非常轻微的摔跤，也会造成灾难性的后果。

再说回开头提到的小伙子。他的情况不太好。刚进来时，我们就跟他家人讲，这类病人的预后肯定是非常差的。我们尽快给他安排了手术，手术后小伙子的肌力也只有1级。

1级是什么概念呢？上肢的肌力一般分0～5级，5级是最好的，就和普通人一样，1级是最差的，几乎连平移都无法完成，身体几乎动不了。

高位颈髓损伤导致的截瘫也会造成病人膈肌无法正常

工作。膈肌是控制人体呼吸运动的重要肌肉，一旦膈肌受损，人的呼吸功能就会受到影响，咳嗽的能力也会受到影响。所以，像这样的病人可能需要长期进行呼吸机治疗，也就是必须长期待在监护室。

出不了监护室就意味着他不能有家属的陪伴，只能独自躺在那里看天花板。他的气管被切开了，话也说不了，非常痛苦。他虽然头脑是清楚的，但是每天动也动不了。我们只能每天让他家属给他打电话，让他知道家属还在关心着他，但是这种痛苦真的是无法想象的。

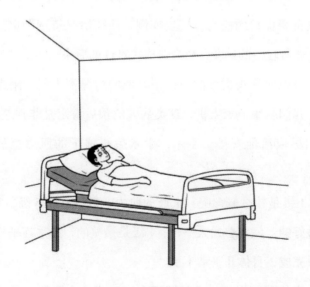

说到这里，我想起来有两位很著名的运动员，也出现过类似的情况。

一位是我国著名的体操运动员桑兰。她在参加赛前练习时不慎受伤，之后去做了手术。当时她选择了在国外手术，也是在国外进行的康复治疗，然而最后她还是高位截瘫了，终身需要使用轮椅。不过，比起很多人，她其实算恢复得还不错的。

还有一位是浙江省的排球运动员，叫汤淼。他曾经是国家队主力，还带领上海男排连续获得四届男排甲级联赛冠军。但2007年的一次意外受伤，彻底改变了汤淼的人生，从此他只能瘫痪在轮椅上。

这两位运动员永久丧失了生活自理能力，需要家里人的长期照顾。所以，这种创伤无论是对于个人，还是对于家庭来讲，都是毁灭性的。

我个人觉得，在所有创伤中，这种创伤对病人来讲最残酷，也是预后最差的。像脑外伤，比如脑出血的病人，在昏迷后，人就没有意识了。但像这种高位截瘫的病人，他的意识是清醒的，但就是动不了，所以非常痛苦。

现在全世界，包括我国，都在研究让脊髓神经再生的治疗方法，研究更好的康复治疗手段，以便能够让高位截瘫的病人重新站起来。作为医生，我们也在持续探索新的方法来让这些病人得到更好的治疗，不管是通过手术还是通过药物。但是至今为止，我们还没有发现特别好的治疗方案。希望在接下来的十到二十年里，能够发生一些突破性的进展。

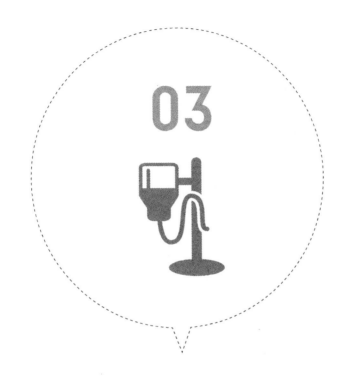

第三章

生活中碰到这些情况，不可大意

流感：口罩打败病毒传播

流行性感冒是一种呼吸道传染病。新型冠状病毒感染疫情暴发之后，人人戴口罩，这有效地减少了流感病毒的传播。

流感，又称流行性感冒，主要是指流感病毒引起的急性呼吸道疾病。最常见的流感是甲型流感（甲流）、乙型流感（乙流）和丙型流感（丙流）。流感在我们国家被定义为丙类传染病。

流感主要是由呼吸道传播的。一年之中，流感在冬春季节最常见，尤其在冬季频发。流感的临床表现主要是发热、乏力、头痛、咳嗽、全身肌肉酸痛等，但呼吸道症状不严重。过去医疗技术不发达，流感多次在全世界范围内暴发，引起大批人死亡。重症流感还是很可怕的，因此最近几年，很多人开始打流感疫苗，预防甲、乙型流感。

提到流感，大家自然会将它和现在的新型冠状病毒感染作比较。其实两者都是由病毒感染引起的呼吸道疾病，是有相同之处的。但新型冠状病毒是大家之前没有碰到过的一种病毒。在新型冠状病毒疫情暴发之前，最常见的病毒就是普通流感病毒，最常见的冬季高发流行性疾病就是普通流感。所以，我们会提倡大家去打流感疫苗，特别是急诊科医生这样从事高危职业的人，每年都需要注射疫苗。

记得有一年甲流高发，有一篇名为《流感下的北京中年》的网文被广为传播。那年过年的时候我正好在抢救室值班，抢救室内 18 张床位每天被全部占满，还加了好几张床。当时，重症流感、肺炎的病人非常多。因为之前呼吸衰竭的病人每日不会特别多，所以抢救室不会配备很多呼吸机。我们当时几乎把全院的呼吸机都调到了抢救室，但还是不太够用，监护室更是一床难求。

抢救室里面有很多因流感导致重症肺炎的病人。由于那时大家不经常戴口罩，就连医生看病也常常不戴口罩，所以交叉感染比较厉害。这几年因为新型冠状病毒感染疫情，人人都戴口罩，医护人员也更加注重防护了，因此交又感染的概率大大下降，医院接诊的流感病人也比之前少了很多。

当时每天的病人实在太多，我们接诊一天的病人，第二天回去休息一天，第三天又来上班。我当时值班压力很大，体力消耗也很大，自己也感染过流感，上班结束后，喉咙已经哑掉了，所以我对那个冬季的印象非常深刻。那个时候很多重症病人也因为流感去世，其中也有不少年轻人，非常可惜。

总体来讲，流感对于老年人和儿童的危害会比较严重。特别是 5 岁以下的儿童，被认为是重症流感的高危人群。还有一些有慢性基础性疾病的高危人群，他们患流感之后发生死亡的风险也会偏高。

历史上最著名的流感大暴发，就是 1918 年的西班牙流感，造成了 2500 万 ~ 1 亿人死亡，而当时的世界总人口，不过 17 亿左右。后面 H1N1、H2N2、H3N2 等流感病毒每隔几年就会大暴发。一旦流感大面积暴发，就会引起很多并发症，包括病毒性心肌炎、多脏器功能衰竭等。最近几年，我们国家的急诊危重症医学的水平逐渐提高，有很多新的技术和治疗方式，比如 ECMO 技术，也逐渐和国际基本接轨。

之前，当病人出现呼吸衰竭时我们只能用呼吸机去辅助呼吸，但是呼吸机并不能完全替代肺功能。简单地说，呼吸机只能替代一部分的肺功能；如果病人的肺功能基本丧失，那么即使使用呼吸机也无法保证病人的氧气供给，最终病人就会死亡。

但是 ECMO 的出现改变了这种情况，它基本能够替代我们的肺功能，并且让我们的肺得到休息，这是非常重要的。但是它也有缺点，即治疗费用比较高。

记得 ECMO 刚在国内投入使用时，光开机费用就达到12 万 ~ 15 万，这还不包括后续治疗的费用。一般 ECMO 治疗一天，再加上七七八八的医药费，一天的治疗费用可能达到 2 万，一周的治疗费用可能达到 30 万。而且我记得 ECMO 刚在国内投入使用时治疗费都是需要自己承担的，对于普通家庭来讲，如此高昂的医药费确实不太能够承受。

但是随着 ECMO 在国内的广泛使用，治疗费用已经明显降低并且部分被纳入了医保，而且更令人高兴的是，国产的 ECMO 机器在不久的将来也将面世（ECMO 机器之前一直被国外公司垄断，就和以前我们买车只能买进口车一样，这导致治疗价格比较昂贵）。

那篇在朋友圈被大家疯传的文章《流感下的北京中年》，

大致意思是讲，哪怕是一些我国的中产阶级，也治不起重症流感。重症流感病人使用 ECMO 治疗，治疗周期可能要一个月左右，花费超过 50 万，甚至达到 100 万，这对于很多中国家庭来说，可能就是一笔天价医药费。

对于任何家庭来说，治疗一个病人都可能使整个家庭的经济受到很大的影响。更可怕的是，哪怕花了钱，重症肺炎也不一定会痊愈。

这两年，我们也收治了一些重型的流感病人。新型冠状病毒感染疫情暴发之后，因为口罩的防护，这种病人已经比较少见了。有位甲流病人进 ICU 之后很快呼吸衰竭，连呼吸机也维持不住氧合，然后我们给他使用了 ECMO，家里花费了 30 多万。值得庆幸的是，经过了一周左右的治疗，他的肺功能慢慢恢复了，后续康复出院，家属也很感激我们。这个病人还是很幸运的。

鱼刺卡喉，不可轻视

生活在我们南方地区的人吃鱼比较多，鱼刺卡喉在我们的日常生活当中十分常见，包括我自己也卡过鱼刺。特别是像鲫鱼这类鱼，刺很小但非常多，如果吃的时候一不小心或者吃的时候跟别人说话，就很容易被鱼刺卡住。相比之下，深海鱼的刺很少，有的话也是大的那种，不容易卡喉。

我之前在国外的时候，发现了一个很有意思的现象：大部分外国人只吃没有刺的鱼，所以不需要吐刺，也就不会卡喉。

如果你在生活中发生了鱼刺卡喉，我建议还是应该第一时间到正规医院的耳鼻咽喉科就诊。老百姓普遍认为吞米饭、喝醋等土方法能帮助我们把鱼刺强行咽下去。但这些方法肯定都是错误的，会导致鱼刺的位置越来越深，甚至可能损伤食管，造成食管的轻微挫伤，或者直接使鱼刺戳进食管里面，这样耳鼻咽喉科医生可能就找不到鱼刺了，但是你还是会有异物感。

当然上述后果其实还不是特别严重。更严重的是什么呢？是鱼刺造成了气管、食管甚至大血管、主动脉的损伤。一旦引发气管食管瘘，会造成严重的肺部感染和呼吸衰竭，病人的死亡率非常高。而且很多病人需要做手术，治疗起来也非常困难，治疗的代价也非常大。最凶险的是鱼刺直接穿破食管，到达后面的主动脉，造成主动脉夹层或主动脉损伤，引发大出血或者主动脉炎、主动脉脓肿。

很多年前，我们收治了一个女性病人，她不小心卡了一根鱼刺，两天后因为实在难受才来急诊。CT 检查提示这根鱼刺已经穿破了主动脉弓，情况非常严重。我们立刻联合胸外科、耳鼻咽喉科、心脏大血管外科做了一个紧急的开胸手术给她取鱼刺。病人术后出现了感染，到术后第三天又出现了大出血，最后抢救无效死亡了。我对这个病例的印象非常深刻，没想到鱼刺竟然也能造成死亡。一个小小的疏忽竟然会造成如此悲剧性的后果，真的特别可惜。

如果病人及时来医院就诊，这样的事情其实是可以避免的。这个病人的卡刺时间比较长，而且鱼刺刺入的位置非常深，这种情况极少发生。但是我们不能掉以轻心，因为鱼刺一旦伤及主动脉，病人的预后会非常差，死亡率也会非常高。

耳鼻咽喉科有些病人的鱼刺非常难取，特别是细的鱼刺。虽然有些人在吞了饭团或醋之后，食管异物引发的临床表现消失了，但其实鱼刺依然在，只不过它到了更深的位置，导致你可能一时对此没什么感觉。但两三天甚至一周后，鱼刺所在的位置周边就会出现脓肿。

其实鱼刺还是比较脏的，特别是它通过口腔之后带有大量的口腔细菌和真菌，如果穿透食管，到达后壁甚至气管里面，会造成很严重的感染。病人在开完刀之后无法进食，需要输营养液，不仅花费大，而且住院时间非常长，所以大家还是要引起重视。

另外，如果我们不小心吞食了异物，比如说塑料片、铁片等，不要慌张，最好第一时间到医院进行处理。医生会给你拍片，看一下异物到底处在什么位置。

虽然大多数异物都能通过胃蠕动和肠道蠕动，在几小时或者几天内通过粪便排到体外，但有一些不规则的物体或者带钩的物体，会给身体造成损伤，最可怕的就是伤了肠子，甚至导致肠穿孔。

如果物体非常大或者比较重，不容易取出来，那就需要通过肠镜或者胃镜把它取出来。但是内镜也不是万能的，如果刺的位置在内镜够不着的死角，取刺会有一定的困难。

总之，不要把卡鱼刺不当回事，小小的鱼刺可能也是致命的。

热射病：
最严重的中暑，不可忽视（一）

　　小王是一位身强体壮的男性，身高一米八，体重85公斤，平时喜欢跑步。这一天，他参加了一场迷你马拉松。虽然这场马拉松大概只有五公里，但那个时候他已经很久没有进行长跑训练了。当时杭州的气温大概也就33℃，但南方的夏天你懂的，其实很闷热。

　　眼看还有50米左右就要到终点了，小王突然眼前一黑，倒在了原地，随即处于昏迷的状态。工作人员马上把他送到了附近的医院。到医院的时候病人呼吸很急促，体温有41℃。当地医院诊断为热射病、多器官功能衰竭。

　　虽然当地医院先后给他进行了降温、气管插管、呼吸机辅助呼吸以及肾脏替代治疗，但是效果不明显，所以在第二天，小王就被紧急转到了我们浙大二院滨江院区急诊监护室。当时小王的体温仍然很高，有 40℃，而且血压很低，中枢、循环、呼吸、肝脏、肾脏、胃肠道、凝血、内分泌等功能衰竭，情况非常危急。

很多人不知道什么是热射病。热射病可以理解为一种重症中暑，和普通的轻症中暑完全不一样。国际上的统计资料显示，劳力型热射病的死亡率高达 20%～30%，如果合并有 5 个以上脏器的功能衰竭，那死亡率几乎就是100%。鉴于小王存在如此多的脏器功能衰竭，我们对于他的救治也是心里打鼓的。

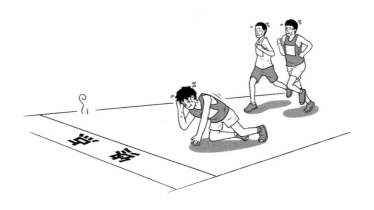

我们诊室在接手小王之后，采取了很多措施，包括气管切开、大剂量输血以及大量凝血底物、红细胞、血浆输注，继续血液透析，并派了专人进行管理。经过这些操作之后，小王的病情开始有所好转。

不料，他很快又出现了严重的凝血功能障碍，即医学所说的弥散性血管内凝血（DIC）。他的血小板指数也非常低，导致他全身各个部位反复出血，包括消化道出血、呼吸道出血、腹腔出血等。

因为腹腔出血，我们还给小王进行了开腹手术。虽然做的过程中，他没有出现明确的活动性出血，但开腹手术也是一个比较大的手术，有一定危险。同时，他还出现了尿路出血，以及各种静脉及动脉穿刺处的渗血。

至于出血的原因，一是凝血功能障碍，二是血小板指数低，三是出现了 DIC 的并发症。同时，他的内分泌功能也失调了，表现为先出现持续性低血糖，之后血糖又居高不下，我们用胰岛素对他进行了治疗。

在对热射病进行治疗时，不仅需要治疗原发病，也需要进行脏器功能的维护，还要预防并发症，其中的任何一项对我们来说都是很大的考验。当时我们请了全国著名的热射病专家，还有我们医院所有相关科室的主任来对小王进行会诊。

治疗过程中曾经出现过几次比较危险的状况。有一次小王出现了感染性休克，血压非常低。如果这类休克不及时处理的话，病人的死亡率将非常高。当时考虑到小王身上的管路放的时间长了，可能有细菌感染入血，我们就把他身上几乎所有的管路都换了一遍，同时升级了抗生素，后来小王总算渡过了这个难关。

小王还出现了几次腹腔出血，在治疗到两个月左右的时候，又出现了肠穿孔。我们给小王进行了第二次普外科手术——肠修补术。手术中发现病人有大量的血性腹水，每天的腹水引流量能达到4000mL。那时我们几乎每天都要给小王输入大量的血液制品。当时血源紧张，多亏有很多好心人为小王无偿献血，他才可以慢慢好起来。

小王的父母是住在乡下的老年人，他们每次和我沟通的时候都会用无助和期盼的眼神看着我，让我觉得一定要把他从死亡线上拉回来。在长达70天的治疗以后，他的器官功能和意识已经基本恢复正常，也不需要呼吸机了，肾功能也慢慢开始恢复了，凝血功能也有了好转。最终，小王还是在我们的努力下康复了，而且没有留下任何后遗症。

但是，毕竟他生了一场经历生死的大病，体重从原先的 85 公斤一下子掉到了 60 公斤，整整掉了 50 斤。

在治疗过程当中，光是给小王输注的血液制品就达到了 120000mL，相当于一个成年人全身血量的几十倍。他醒来之后，父母给他看了他的朋友给他献血的照片，他非常感动。

大概半年以后他来复查了。他能够自己走路回来看我们，说明他恢复得很好。小王其实是一个非常幸运的病人。一个曾经这么多个脏器衰竭的热射病病人，最终能够康复出院，我觉得是一个医学奇迹。

劳力型热射病常常发生于在炎热的夏天进行体力劳动的人，比如工地上的工人、运动员等。一些平时不太参加体育运动的青年人在高温下进行体育锻炼的时候，往往也会出现劳力型热射病。一旦发现有人发生劳力型热射病，需要马上将其转入急诊进行抢救治疗，因为耽误的时间越长，死亡率往往也会越高。

热射病的死亡率很高，并发症也有很多种。在这里给大家提几点建议：

首先，预防为主。大家在锻炼的过程中，要吸取前文提到的病例的教训，要主动权衡利弊，评估自己有没有能力在高温环境下进行体育运动。如果不能进行，不要冒险。

如果要在高温下训练和工作，要提前进行"热习服"。

"热习服"也就是我们所说的"热适应"，即大家需要适应热环境下的运动，因为夏天高温下的运动对我们心肺功能的挑战非常大。比如说，在炎热的天气下，我们第一天先走20分钟，第二天走40分钟，接下去开始慢跑，或者再进行一些高强度训练。等身体慢慢适应这样的环境之后，我们中暑或者得热射病的概率会大大下降。这也是部队训练时的常规操作方案，否则军人得热射病的概率会非常大。

其次，在运动过程中要适当休息。如果有不适，要及时停下来，不能硬撑。很多病人就是因为硬撑，觉得自己能够撑到终点、能够进行体力劳动，最终倒在了路上，这非常不值。

最后，运动的过程中还需要补充水、电解质，特别是钠。因为人体在大量出汗的情况下，容易低钠和低钾，而电解质紊乱很容易导致心律失常，甚至导致猝死，这肯定是我们都不希望看到的。

热射病：
最严重的中暑，不可忽视（二）

　　高温天气给急诊带来的压力非常大，最常导致的病就是热射病，也就是重症中暑。

　　热射病到底是什么？简单讲就是很严重的中暑，如果不做紧急处理，热射病会在短时间内造成脏器功能迅速衰竭，致死率是非常高的。轻症中暑可以通过到阴凉处休息、喝水迅速缓解，但是热射病不一样。热射病病人往往会出现四肢无力的症状，体温能达到 40℃、41℃、42℃，甚至高到都测不出来。

　　有一年夏天，我们医院在一周之内接诊了十几个热射病病人，其中有年轻人，也有老年人。有两个很典型的例子我给大家讲讲。年轻人得热射病一般是因为在户外工作或者运动，或者在室内不通风的地方工作。有位户外务工的工人在下午1点多被送到急诊科抢救。他的体温高达41℃，几乎所有的检查指标都是红色的，都标有箭头，这说明病人的身体出现了异常，肝肾功能有损伤。

我们很快给这位病人进行了补液复苏，并把他送到了监护室。因为送过来比较及时，再加上我们处理得也比较得当，所以第二天他的脏器功能就基本恢复了，住了三天院后，基本就能出院了。他还是比较幸运的。

但有一位室内务工的装修工人就没有这么幸运了。这么热的天，很多室内装修的地方不开空调，也不通风，人会非常容易中暑。病人已经不舒服两三天了，在中暑前期，他没有当回事，自己强撑着。等到了当地医院后，他的病情变得非常重，病人马上就出现了休克、呼吸衰竭、肾功能衰竭。于是，他又被转到了我们医院。我们给他做了化验，发现他所有的化验指标都很糟糕。仅仅半天后，人就去世了。他才40多岁，年纪也不算大，但是病情变化特别快，这足以证明热射病是非常可怕的。

第二类热射病高发人群是年纪大的人。在酷暑之下，不少老年人会在室内待着，却舍不得开空调。

有一个 80 岁的老先生自己在家打扫卫生，也不开空调，半小时之后就倒地了，送医后被诊断为热射病，后面治疗了一个多星期才慢慢好转起来。另外一个 90 多岁的老太太也是在家里舍不得开空调，她年纪实在太大了，最后没有抢救过来。

有的老先生、老太太家里有空调，子女也劝他们多开空调，连电费都主动给他们了，让他们放心开，不要去省钱，但就是有老年人觉得不开也没事，等到真的中暑甚至得热射病的时候，往往为时已晚。因为年纪太大的人得了热射病后往往预后非常差。后来我在网上看到一个帖子，觉得很有借鉴意义。我们来算一笔账，我们一天哪怕 24 小时空调不间断，电费按照 50 元一天来算，一个月最多也就 1500 元，一整个夏天的电费不超过 5000 元。万一得了热射病，必然要进监护室。在监护室治疗热射病，一天的费用大概为 1 万 ~ 2 万元，平均住院时间一般是 7 ~ 10 天，所以一周的基本费用大概要 10 万元左右。

5000 元和 10 万元，到底选择哪个？我想谁都清楚。

重症胰腺炎：酗酒也能让人没了命

胰腺炎，特别是重症胰腺炎，在临床上并不少见，我们在急诊科也经常遇到。比如在我们医院，每年收治各种原因引发的重症胰腺炎病人，大概会超过百例。

胰腺炎的病因有很多，可以分为特发性和非特发性两种。常见的病因主要有暴饮暴食、酗酒或者长期饮酒，胆源性胰腺炎也比较常见。另外，高脂血症性胰腺炎现在也在慢慢增多。

胰腺炎按照严重程度，可以分为轻度、中度和重症三种。重症胰腺炎之所以死亡率比较高，是因为重症胰腺炎往往会累及多个脏器。

我们曾收治过一位 30 多岁的男性病人，病因是高脂血症性胰腺炎，这是一种可以导致出血、坏死的胰腺炎。他不仅是重症，而且胰腺周围除了肿胀非常明显之外，还有静脉丛的破裂出血，可能也有动脉损伤，因此腹腔内有积血，腹痛非常明显。

他只有30多岁，平时喜欢喝酒，也喜欢吃油腻的东西。虽然他的体重不是特别重，但是体重指数（BMI）远远超过了正常值。

老百姓对胰腺炎不是特别了解，当听到胰腺炎时，有的家属就问医生："同样是炎症，为什么胰腺炎这么厉害啊？为什么像扁桃体炎、鼻炎这类炎症，吃两天药就好了，而胰腺炎却能要了人命？"

大概十几年前，我国医学水平相对落后，重症胰腺炎的死亡率会高达30%～50%，这主要是因为胰腺炎导致的严重的炎症反应能够累及多个脏器，导致呼吸衰竭、肾功能衰竭、肝功能衰竭等。

当然，还有一些其他的情况，像上文提到的那个小伙子，出现了出血性坏死性胰腺炎，先发生腹腔出血，后期发生腹腔感染。对于这样的病人，手术的效果往往也很差，而且一旦开了第一刀，可能会开第二刀、第三刀。我之前见过一个病人被开了五刀，最终还是没有挺过来。

而且胰腺炎的治疗费用也非常大，平均每个重症胰腺炎病人要花费 20 万 ~ 30 万元。这笔医药费对于普通百姓来讲，还是比较昂贵的。我读研究生时业内盛传着这么一句话："如果要治好重症胰腺炎，可能一套房子就没有了。"

在最近的十几年当中，胰腺炎的病因发生了明显的转变。以前过年时大家都喜欢吃大鱼大肉，因为平时吃得不好，很多人春节吃点荤的、油腻的，比如红烧肉、鱼，还要喝喝酒，所以过年期间的胰腺炎基本上是由暴饮暴食、饮酒过度造成的。

但是现在人民生活水平慢慢提高了，我们发现，出现了越来越多的高脂血症性胰腺炎，占比甚至超过了所有胰腺炎的一半。高脂血症性胰腺炎大多是因为血里面的甘油三酯水平过高。一般人的甘油三酯水平为 1 ~ 3mmol/L，但有些病人的甘油三酯水平已经高到了 20mmol/L，甚至 30mmol/L以上。

在治疗那位病人时，我们先为他穿刺，引流管穿到腹腔，从他的腹腔里大概引出了 800mL 的血液，他自己看到也吓了一跳。

同时我们还给他做了一个血脂分离，也就是在把病人的血从血管里抽出来之后通过特殊的机器进行脂肪分离，之后再把血输回病人体内，使病人的血脂在短时间内迅速下降。血脂分离出来后是浓浓的一层油，颜色发白，跟奶茶一样，看上去非常恶心。很多人看到自己的体内有这么多的油脂之后，往往会说："医生，我再也不敢吃太油腻的东西了。"

很多人开玩笑说，这种治疗方式能不能用来减肥呢？这肯定不行。血脂分离只是一个临时措施，在短期内能把血脂降下来，提高高脂血症性胰腺炎病人的治疗成功率。

经过我们的治疗，这位小伙子后来也逐渐好转。但是他的腹腔里一直有渗血，大概有 1500 ~ 2000mL 的血性腹水，而且经历了呼吸衰竭和肾功能衰竭，小伙子的身体受到了很大的打击。不过他还是幸运的，虽然住院时间超过一个月，也花费了很多钱，但最终慢慢康复起来了。

这个病人也一直很喜欢喝酒，后来我问他："你以后还喝不喝酒了？"他说再也不喝了。他住院前因为酒驾被交警逮住了，要拘留，所以病治好后还要去看守所，这真是喝酒误事啊，既伤了身体，还要被拘留，好惨！

虽然现在胰腺炎的致死率比以前低了很多，但我们还是要尽可能预防胰腺炎的发生，平时要清淡饮食。如果天天喝奶茶，天天吃一些很油腻的东西，自己也不锻炼，老躺着，那发生高脂血症性胰腺炎的概率会很高。另外，暴饮暴食和酗酒也会增加胰腺炎发生的概率，所以提倡大家要保持良好的生活习惯。

一旦发生胰腺炎，哪怕是轻症胰腺炎，也应该及时去医院就诊，不要觉得只是轻症就不着急。因为有一部分轻症胰腺炎可能会转化为重症，那个时候不仅花费非常大，而且治疗周期长、死亡率高，我们要特别小心。

建议普通民众要多多储备一些关于胰腺炎的医学知识，毕竟同样是炎症，胰腺炎的危害性极大，它不是普通的"发炎"。

慢性阻塞性肺疾病：尽量少抽烟、喝酒

慢性阻塞性肺疾病（COPD）简称慢阻肺，也就是大家常说的"老慢支""肺气肿"。它是一种以呼吸衰竭、换气功能受限为特征的疾病。2018 年王辰院士组织的一项流行病学调查研究提示，我国 40 岁以上人群慢阻肺患病率达到 13.7%，推算我国约有 1 亿慢阻肺病人。

这种疾病发展到后期会影响心脏功能，导致大家常说的肺源性心脏病（肺心病）。等到发展成肺心病，预后就不太理想了。

有很多因素会造成慢阻肺，主要分为外因和内因两大类。外因主要是抽烟。此外，长期在有粉尘、化学物质、空气污染等的环境下工作的人也易发生慢阻肺。这种病的内因就是遗传因素，有的人出生之后肺就有问题，之后就有可能发生慢阻肺，表现为咳嗽、咳痰、胸闷、气急。

慢阻肺是冬天的常见疾病之一。杭州的冬天比较湿冷，季节变化特别快，偶尔下一场雨，气温就会降10℃。每年这种时候急诊科来的大多是慢阻肺病人。轻症的病人一般表现为发热、咳嗽，咳痰加重，胸闷气急，通过吸氧、使用抗生素或者其他一些对症治疗之后，一般会好转。

重症的病人会出现2型呼吸衰竭，也就是二氧化碳潴留，也可以理解为废气排不出去了。严重的二氧化碳潴留会导致肺性脑病（慢阻肺最严重的并发症之一），需要机械通气并且进入ICU治疗。

在呼吸科和急诊科，到了秋冬季节这种疾病的病人会占很大一部分。我们经常和病人开玩笑说，要想保养好，保证自己活得好，建议去海南买套房子，到了秋冬季节就住过去，那里季节变化小，四季如春，这样就不容易犯病。有的人年纪轻时就有慢性支气管炎，胸廓会因为长期不规律的呼吸变成桶状胸，肉眼就能看出来，这也是我们医生查体的内容。

这样的病人往往会因肺结构的变化，长期肺损伤和长期使用抗生素、吸入性激素等导致肺部及支气管出现细菌定值（抗生素无法清除）。当病人免疫力下降时这些细菌就会成为引起肺部感染的主要责任细菌，并且很难杀死。

肺心病是慢阻肺常见的并发症，主要指由多种原因引起的支气管－肺组织或肺动脉血管病变导致的肺动脉高压，以右心室扩大、呼吸衰竭和心力衰竭为主要临床表现。最常见的心功能衰竭是左心衰，但实际上，右心衰比左心衰更难治疗。

总而言之，对于慢阻肺需要加强预防，这要比等病情加重来医院治疗重要得多。一旦到了医院急诊科，一部分病人可能需要无创呼吸机治疗甚至气管插管，一旦插管进入监护室，预后就非常糟糕了。

为什么呢？因为这种病人一般有 2 型呼吸衰竭即二氧化碳潴留。脱离呼吸机可能会造成再次二氧化碳潴留，部分病人需要自行购买呼吸机长期在家氧疗。

呼吸机支持时间一长，部分病人会出现"呼吸机依赖"。这就好比我们平时开车上班习惯了，突然让我们走路或者跑步上班会不习惯甚至要"躺平"。而且呼吸机支持后期会发生呼吸机相关性肺炎，会产生不同的耐药菌，很多细菌会对现在的抗生素耐药，这样一来，就形成了恶性循环。哪怕气管切开了，也可能需要戴很久的呼吸机。这都是我们经常碰到的。年纪越大的病人预后通常也越差。

很多慢阻肺的病人会选择改变自己的生活方式，比如戒烟、适当运动、接种流感疫苗等。因为这些病人一旦在冬天再染上流感，死亡率很高。

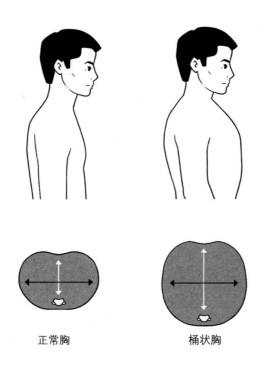

正常胸　　　　　　　　桶状胸

家庭氧疗在国外是非常常见的。我在英国留学时，很多病人在医生开呼吸机处方后，会把呼吸机带到家里用，因为这种疾病只有在迫不得已时才建议插管。如果较严重，医生会建议用无创呼吸机。对于有条件的病人，可以在家里使用无创呼吸机。长期的家庭氧疗，比如一直低流量吸氧，每天坚持数小时，对延缓病情非常有好处。

总之，重在预防。怎么预防呢？要尽量少抽烟、喝酒，养成良好的生活习惯。如果本身就有慢阻肺，但在日常生活中不注意防护的话，可能病情就会加重。这样不仅病人痛苦，医生处理起来也非常棘手。

自发性气胸：咳嗽、大笑可能会把肺弄破

　　自发性气胸在急诊中还是比较常见的。自发性气胸是指肺组织和脏层胸膜因肺部疾病而破裂，或靠近肺表面的肺大疱、细微气肿疱自行破裂，使肺和支气管内空气逸入胸膜腔。自发性气胸多见于男性青壮年或患有慢性支气管炎、肺气肿、肺结核者。气胸有两个高发年龄段，原发性气胸多高发于 15 ～ 34 岁人群，而继发性气胸多见于 50 岁以上人群。

　　男性自发性气胸的发生率是非常高的，英国每年因气胸就诊的男性在人群中的比例为 24/10000，女性在人群中的比例为 9.8/10000。吸烟为原发性气胸的主要致病因素。原发性气胸多见于瘦高体形的男性，可能是由于瘦高体形

男性的肺泡延伸到肺尖的距离较远，导致肺泡壁较薄，因此容易发生气胸。

我们急诊科经常来的那几个气胸的小伙子，人都很瘦，有些还是高中生。他们经常出现自发性气胸，觉得胸闷气急、不舒服就来医院，放了个管子回去了，过两天又破了，不想开刀，就反复引流，无法彻底康复。后面可能还是需要外科干预的。

这种自发性气胸往往是在不知不觉中发生的，有时候病人仅仅咳嗽了一下，肺就破掉了，病人也没有特殊的基础性疾病。第一次发生往往是因为我们的肺被压缩到了50% 以上，病人都会感觉胸闷、胸痛，甚至有濒死感。如果是经常发作的病人，病人自己会有感觉，会主动到急诊来。

治疗方式主要是吸氧，其次就是进行胸腔闭式引流。我记得之前很火的美剧《良医》里面有一段，男主角用自制的闭式引流装置来救一个外伤造成的张力性气胸病人。如果气胸反复发作，可能就需要去胸外科进行手术治疗了。

但是有研究发现，哪怕手术治疗后，也有 5% 左右的病人会复发。因为我们在急诊科也碰到过做过手术的气胸病人。很多气胸病人甚至成了急诊科的"熟客"，他们拿着自己的胸腔引流瓶在急诊科或者病房若无其事地走路、喝水和吃饭，过几天等气胸吸收了他们就回家。我们有时候开玩笑说他们每个月来急诊科"打卡"。

病人自身的心理压力还是比较大的，他们往往会担心能不能做剧烈运动，甚至能不能咳嗽、打喷嚏，生怕把自己的肺给弄破了，有时候晚上会失眠。我们跟病人探讨的时候，会发现他们会有这些顾虑。

对于做外科手术，他们也有顾虑。所以一部分年轻人会选择保守治疗，有的人经过保守治疗之后，不来看急诊了，说明他不复发了。但也有好多病人反复发作，一年发好几次，最后还是去做了手术。但是手术之后也会有复发的可能。

我之前接诊过一个有自发性气胸的高中生。他父母很着急，但一开始不想给孩子做手术，后面因为病人三个月内发作了三次，最终还是让他去做了手术。手术效果还可以，后面就不太犯了。所以，如果总是反复发作，我们还是可以考虑手术治疗的。

一般来讲，医生最怕的是张力性气胸，这种气胸的气胸量非常大，会影响我们的呼吸和循环功能。但是自发性气胸病人出现张力性气胸的概率比较小，一般外伤性气胸病人出现张力性气胸的比较多，病情也比较凶险，若不及时处理，病人随时有生命危险。

对于自发性气胸的病人，第一，我们会劝导他不要做过于剧烈的活动，比如潜水、蹦极这样的运动一定不能做，抽烟也是不允许的。第二，用力排便、咳嗽，甚至大笑，都可能把肺弄破，我们也需要注意。一般的气胸主要表现为胸闷气急，还有像刀割一样的胸痛，有些还会频繁地咳嗽。一般胸腔引流之后，它的症状会迅速缓解。我们在急诊处理的时候，也需要将其和哮喘、急性心肌梗死等急症相鉴别。

炎症反应：一把双刃剑

有一位中年女性的情况给我的印象很深。她刚来急诊科的时候主要有拉肚子、呕吐等胃肠道症状。阿姨觉得就是吃坏了肚子，没有立马就医，后来因为她吐得有点厉害，并且拉了十几次，身体有点虚弱，家里人不放心，才把她送到了急诊科。

到急诊科之后，医生给她做了一些检查，发现她的感染还是很严重的，感染指标已经非常高了。其中有个炎症指标叫 C 反应蛋白，约 200mg/L，是正常值的 20 多倍。另外，炎症对她的肾功能也产生了影响。我们马上给她进行了补液和抗生素治疗，因为不管是拉肚子还是呕吐，最怕的就是脱水，尤其是小孩子，脱水后非常容易休克，会有生命危险。

其实大部分人是有代偿能力的，比如大部分年轻人，如果出现类似肠胃炎的胃肠道反应，可能拉个五六次也没什么问题。但老年人、儿童就不太一样，他们一拉多就容易脱水，之后就会休克。

阿姨是凌晨来医院的，早上输完液后说自己感觉好一些了，想回家休息。当班的医生比较警觉，觉得她的指标很差，把她强行留下来了。值班医生对她讲，有几个指标很差，需要复查。果然又过了几小时，病人循环和呼吸功能出现衰竭，甚至在进入抢救室以后出现了短暂的心跳、呼吸骤停。

之后，我们又给她复查了炎症指标，有一项叫白介素6的炎症指标，是普通人的2万多倍，这意味着她的炎症非常严重。她的肾功能、心功能立刻开始衰竭，我们马上对她进行了急诊处理。

那天晚上正好是我值班，看到如此严重的感染，我预感情况不妙，马上给她上床边血液透析（CRRT）以及呼吸机支持，用最高等级的抗生素，并且进行充分的补液。

但病人的病情急转直下，休克症状越来越严重，心功能也非常不好，这些都预示着病人可能随时就不行了。第二天，病人血常规中的白细胞指数和血小板指数下降很明显，提示病人的免疫系统崩溃了。而且病人出现了全身花斑（提示微循环障碍），这是我碰到过的最严重的瘀斑。最可怕的是，她的乳酸值也爆表了。我们跟她的家人讲，基本回天乏术了。在抢救了大概 40 小时后，病人很遗憾地离世了。

其实直到她走了，我们也不知道她到底感染了哪种厉害的细菌，因为培养结果始终没有出来。这样的病人我们也碰到过不少。医院的细菌培养需要一定的时间，医生需要在培养皿上看到细菌才能诊断，有些病人没有等到结果就离世了。

对于我们医生来说，不知道病原菌就像不知道敌人是谁，开枪都不知道往哪里开，治疗的难度可想而知。也有研究证实，某些病人对于炎症的反应会特别强烈，这可能与基因有关系。近几年基因测序等新兴技术的出现，使得病原菌检测的准确性和及时性大大增加。

人体有自己独特的预警方式，比如说发热。其实人体的预警系统往往会提示我们有外来的病毒或者细菌入侵我们的身体。比如一旦感染甲流、乙流病毒，人体就会发热，后续会出现其他症状。这就像警示灯一样，灯一亮则提示我们身体可能出现问题了，需要我们去关注。有些危重的病人体温最高能达到41℃，但如果降下来之后再也上不去了，就说明他的身体防御系统和预警系统已经完全崩塌了。

有一个很火的医学名词叫"炎症风暴"，实际上指的就是细胞因子的过度反应，主要是因为人的免疫系统对于外界的感染原、某些药物过度反应，它不分敌我，以致造成了对自身的伤害。一旦病人对于炎症有过度反应，其情况是非常危险的。

我们身体里有一套自我防御系统，就像我们机体的卫兵一样，会抵御防守，但是在过度反应时，它会不分敌我地把自己的细胞和敌人全部杀光，病人马上会出现多器官功能衰竭。这样的病人我们也碰到过不少。目前，我们还没有特别好的办法去阻止这样的炎症反应。

我们也碰到过几个年轻的病人，炎症反应特别凶猛，在很短的时间内，人就不行了。所以我们平时也很警惕这样的病人。一旦遇到这样的病人，越早干预越好。

作为急诊科医生，我们需要有一双火眼金睛，当看到病人病情确实非常危重时，能够把他留下来并及时抢救很有必要。

肺栓塞：一种坐出来的病

肺栓塞是急诊中很常见的一种疾病。我们最不愿意见到的是大面积的肺栓塞，即 MPE（Massive pulmonary embolism）。一般的肺栓塞是分支的肺栓塞，对于循环及氧合的影响不是非常大，虽然可能会导致胸闷等情况，但不会影响循环及血压。大面积肺栓塞通常表现为静息状态下的呼吸困难，常伴有焦虑、昏厥或头晕，情况严重时会引起猝死。

我曾经碰到过一个小伙子，他没有工作，喜欢打游戏以及躺在家里刷剧。有一天，他突然觉得有点胸闷。在发现自己状态不对后，小伙子到当地医院就诊。CT 平扫结果显示他并无大碍，于是小伙子就开了点药回去了。但是回去用药几天后，他又来急诊了。这个病人来的时候，胸闷气急，氧合也不正常了，血压也偏低。

我们紧急给他做了一个心脏超声，发现右心室非常大，而且有中等量的心包积液。结合病史，当时考虑非常有可能是肺栓塞，于是给他做了 CT 肺动脉造影（CTPA）。不做不知道，一做吓一跳，他双侧肺动脉的主干全部栓塞了，情况非常凶险。很快，他就出现了呼吸、循环的衰竭。

因为当时 ECMO 支持技术并未普及，所以我们只给小伙子做了溶栓治疗，效果较差，而且有出血等并发症。最后，病人因出血及循环衰竭，人走掉了。

绝大多数肺栓塞的"栓子"来自下肢深静脉。深静脉血栓有很多诱发因素，包括创伤、肿瘤、长期卧床等。

我有一次出差坐飞机，无意中发现飞机舱门后面有一则提示：建议乘客在飞行过程中走动一下，以防因身体发生血栓而引发肺栓塞。我的病人中，也有人因长时间在飞行中久坐而发生肺栓塞。当然，一旦发现深静脉血栓，可以使用抗凝药物或者放置滤网防止栓塞。

治疗肺栓塞的方案有很多，包括溶栓，即用药物把血栓溶解掉；还有介入外科手术，即通过手术把血栓取出来。但是大面积的肺栓塞对于病人循环和氧合情况的影响都很大，甚至会导致猝死，病人可能在进入医院前就没有机会了。另外，溶栓过程中的出血风险也非常高。

以前发生猝死的病人很多，医生可能需要到尸体解剖那一步才能知道这个病人的死亡原因。很多病人可能就是因肺栓塞而死的。因为以前肺动脉造影并不普及，医生很难及时发现肺栓塞。近几年肺动脉造影普及后，我们发现有很多的病人会有肺栓塞的情况。

不管病人一开始发生的是小的肺栓塞还是大面积肺栓塞，当循环氧合问题被发现时，病人往往已经发生大面积肺栓塞，或已经出现影响生命体征的情况。这个阶段是非常凶险的，死亡率也极高。这种情况下需要我们医生当机立断，结合病人的一般情况去评估到底是立刻溶栓或者取栓，还是立刻进行 ECMO 的支持。

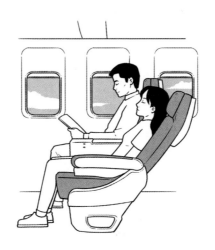

对于高危的深静脉血栓病人，我们医院在评估后都是进行抗凝治疗。很多病人在进行早期抗凝治疗之后，血栓无法形成，肺栓塞的发生率大大降低了。

以前，肺栓塞病人通常年纪比较大，有基础疾病特别是糖尿病、肾功能不全的病人，得肺栓塞的可能性会更大一些。现在肺栓塞病人年轻化的趋势越来越明显，有很多人 20 多岁甚至十几岁就出现了肺动脉栓塞，这是因为现在很多人总是久坐，不运动，患病风险就增加了。

1 型糖尿病：谨记终身治疗

有一个年轻的女士在宾馆里昏迷，意识不清，被人送到了抢救室。做检查时，我们发现她的末梢血糖已经无法测出，生化检查提示血糖值为 110mmol/L，这是我参加工作十几年以来见到的最高的血糖值（正常人的空腹血糖在 3.9 ~ 6.1mmol/L，餐后两小时血糖小于 7.8mmol/L）。

这位病人得的是 1 型糖尿病，需要长期打胰岛素。1 型糖尿病，又叫胰岛素依赖型糖尿病，多发生于儿童和青少年，也可发生在各年龄段的人身上。1 型糖尿病起病比较急，由于病人体内胰岛素绝对不足，容易发生酮症酸中毒，所以必须用胰岛素治疗才能获得满意疗效，否则将危及生命。

这位病人的血糖为什么会这么高，是什么导致了她的昏迷，我们也不得而知。当时病人出现了高渗性昏迷，并伴有高钾血症、乳酸中毒以及肾功能衰竭，病情危重。我们采取了补液降血糖的措施。虽然血糖慢慢降下来了，但她的状况还是不太好，后来就被收进了重症监护室。

我们给她进行了气管插管，过了三四天，病人仍有肺部感染，我们又给她拔了管。拔完管之后，病人精神状态不太好，不想理我们，也不配合治疗。当内分泌科的医生来会诊时，她也不愿意和会诊医生多说话。

抢救这个女生时还有个小故事，起因是她当时手指和脚趾都做了美甲。我知道现在的年轻女孩都喜欢做美甲，开始我也觉得没什么，但是后来发现带水钻的美甲会严重影响手指末梢氧饱和度测量的准确度。我们尝试了很久都测不出来，再加上她的末梢循环本身就比较差，即使夹到耳朵上也测得不是特别准。

那能不能把美甲上面的钻抠下来呢？为此我还在微博上问了网友。网友说，好像是不行的，要用专业的卸甲工具才能卸掉。这种情况很少见，也确实很棘手，毕竟它严重影响了我们的监测，好在最后我们还是想办法解决了。

这是抢救过程中的一个小插曲，也提醒我们在临床中医生会不时碰到一些新问题。毕竟时代在不断进步，很多事情都会发生改变。

后来，我们从她家人那里了解到，女孩可能是因为心情不好，自己在宾馆里喝闷酒，并且连着两天没打胰岛素，这才出了问题。她转到病房后，有一次我去看她，发现她的精神状态比之前要好一些了。我从她母亲那听说她是在单亲家庭里长大的，母亲跟她一起生活。她有 30 岁左右，年纪其实也不小了。

我问她母亲："你女儿的糖尿病平时控制得好不好呀？你知不知道她这次反常是为什么？"她母亲很无奈，说女儿不珍惜身体，血糖控制得并不好，自己给她买了价值几万块钱的胰岛素泵，她也不及时使用。

病人本人也说，当时她确实是喝了一点儿酒，也确实两天没有打胰岛素。我说："像你这种有 1 型糖尿病的人一定要好好爱惜自己的身体。如果不爱惜身体，到后面是撑不下去的。这次你在监护室住了四五天，就花掉了几万块钱。你的家庭条件本身也不是特别好，要花那么多钱，你母亲的压力会很大。如果你再不爱惜自己的身体，就对不起这个家。母亲照顾你很不容易，你现在也应该好好照顾你母亲，而不是再给她添麻烦。"

我也不知道她有没有听进去，只是感觉到她的情绪还是比较低落。

话说回来，我觉得像她这种患1型糖尿病的病人其实也很痛苦。他们不仅需要长期打胰岛素，而且很多别人能做的事情他们都做不了。比如说不能吃甜的，日常饮食中的糖分但凡多一点儿都不行，并且做运动也会受限制。所以我也能理解她为什么心情不好，想不开。

其实作为病人，最重要的还是要调整自己的心态。在那几天之后我再去看她，发现她的精神状态比以前好多了。她也表示，如果自己不把自己的身体健康放在第一位，会让家人担心，这样很不好。

1型糖尿病病人现在确实比较多。虽然有很多针对这类糖尿病的新兴技术出现，比如在皮下埋植自动胰岛素泵，但因为价格较贵，很多新兴技术并没有被广泛使用，所以大多数病人还是需要每天打胰岛素的。目前没有一种药可以完全根治1型糖尿病，病人患病后需要终身治疗，这也是病人比较痛苦的原因。

所以说，作为医生，我们需要给予病人更多的人文关怀。例如现在，我们会尽量想办法让病人在医院的重症监护室里感觉舒适，不管是在用药时还是在心理治疗时。

肥胖：减肥方法要科学合理

　　过度肥胖不仅仅影响人们的日常生活，还影响着人们的健康。很多人为了"美"拼命地减肥，采取的方法有合理的，也有不合理的。不管是年轻人还是上了年纪的人，现在越来越多的人正在使用各种各样的方法以达到减肥的目的，比如靠药物治疗、靠饮食控制、靠运动健身、靠吃代餐等，甚至还有做手术减肥的（如做胃部缩减手术）。每个人都在寻找适合自己的减肥方法。

　　从健康的角度来看，身体质量指数（BMI）一旦等于或超过 $28kg/m^2$ 就被定义为肥胖。很多研究证实，肥胖病人在各种疾病中的预后都比正常体重的病人差，治疗难度也更大。治疗肥胖病人时，很多操作，比如深静脉穿刺、动脉穿刺、气管插管等操作的难度都会增大，手术的难度也会大很多，这些对医生来说都是挑战。

肥胖还容易导致高血压、高血糖、高脂血症，也就是俗称的"三高"。所以，保持好的体形，不仅能增加自信，也是对自己的身体健康负责。不过，减肥的方法也要科学合理化。最近有种所谓的"减肥神药"，叫司美格鲁肽。它本来是一种用来治疗糖尿病的药。正常情况下，人们进食后体内会分泌一种激素（胰高血糖素样肽-1，GLP-1），这种激素可以作用于胃部，减缓胃排空，也可以作用于中枢神经系统，增加饱腹感，抑制食欲，从而使人们对食物失去兴趣。但它起不到减肥的作用，因为这种激素在体内很快会被一种酶（二肽基肽酶4，DPP-4）降解掉，不能长时间发挥作用。

而司美格鲁肽是一种新型长效 GLP-1 类似物，通过分子改造能一定程度上抵抗 DPP-4 对它的降解，在体内模拟 GLP-1 发挥作用。一项发表在《新英格兰医学杂志》上的大型临床研究结果显示，为 BMI ≥ 30kg/m^2 的肥胖病人，或者 BMI ≥ 27kg/m^2 且至少存在一种体重相关疾病的病人，每人每周使用 2.4mg 的司美格鲁肽，维持治疗 68 周后，病人的体重与治疗之前相比，平均降低 15.3kg。

从这个研究我们可以看出，司美格鲁肽确实具有减肥的作用，而且效果还非常好。对于 BMI ≥ 30kg/m² 的肥胖病人或 BMI ≥ 27kg/m² 且至少存在一种体重相关疾病（如高血压、2 型糖尿病、血脂异常）的病人来说，使用司美格鲁肽减肥具有一定的合理性。

但是，俗话说"是药三分毒"，司美格鲁肽也不例外。最常见的不良反应为胃肠道反应，比如恶心、腹泻、呕吐、腹痛、便秘等症状，不过通常比较轻且持续时间较短。

一度很流行的代餐饮食也是很多人采取的减肥方法。亚洲人的饮食以高碳水化合物食物为主，包括米饭、面食等。所谓代餐（又名替餐、代餐食品），顾名思义就是可以代替部分或全部正餐的食物，常见的代餐有代餐粉、代餐棒、代餐奶昔以及代餐粥等。代餐除了能够快速地为人体提供大量营养物质外，还具有高纤维、低热量、易饱腹等特点。

我有个同事靠吃代餐一下子减了二三十斤，效果还不错。但是不管是药物减肥也好，代餐减肥也好，很关键的一点是体重可能会反弹。代餐并不好吃，有点像能量棒，没有味道，所以我们不可能每餐都只吃代餐。如果纯吃代餐，有些人确实可以把体重减下来，但一旦把代餐停掉，恢复了正常饮食，体重可能比原先更高。

我那位同事是个"吃货"，因为想减肥，就去吃代餐，效果非常明显，连裤腰带都松了。我当时还跟他开玩笑，说他吃了大概半年代餐，减了大概30斤体重，如果恢复正常饮食，反弹肯定特别厉害，还特别明显。果不其然，几个月之后，他的体重又变回去了。

对于大部分人而言，如果体重一下子掉得特别厉害，身体很多功能会受影响，引起免疫力降低、体力不济，甚至影响性功能。

还有的人本身不胖，但为了身材更好，就去吃减肥药。之前碰到一个小姑娘，她也不胖，但是长期吃减肥药，突然有一天就发生了心跳骤停。我们分析原因，有两种可能，一种是因为减肥药里面有降血糖的药物成分，在不正常饮食的情况下，光吃减肥代餐和药，会导致低血糖。另一种是减肥药中含有利尿剂，这会造成病人体内电解质紊乱，引起极其严重的后果。据她母亲说，小姑娘本来就很瘦了，但是还想要更好的身材，所以才盲目吃药，想要快速达到减肥效果。

现在很多年轻女性都想拥有马甲线、小蛮腰，为了达到这个目的，就长期吃减肥药。有一部分减肥药里有泻药成分，人吃了之后，一天会拉好几次肚子，发生电解质紊乱，容易患低钾血症。低钾血症会导致恶性心律失常，可能会危及生命。

正确的减肥方法一是控制饮食，二是适度运动，因为运动会把你的基础代谢率拉高。把这两者结合起来，是比较持久且健康的减肥方法。虽然我不是专业搞减重的，但比较明确的一点是，盲目的，并且能在短时间内靠特殊方式减肥的方法都不太科学，使用这些方法对于自己的健康来说也是一种威胁。

像前面提到的那些药物，虽然对特定人群来说会有减肥效果，但我们绝不能胡吃、乱吃，而是应该在医生的指导下服用，并且需要了解药物有哪些副作用。万一副作用出现了，要及时停药或者就医。

同时，我们还要注意保持健康的生活方式，不要一边吃减肥药，一边熬夜、吃夜宵。作息时间不规律，又很劳累，很容易引起健康方面的问题。

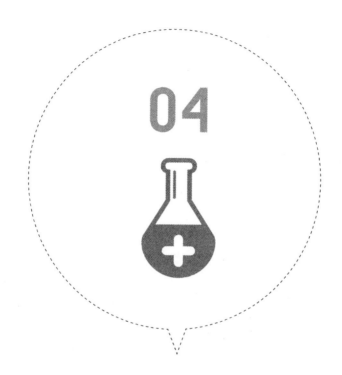

04

第四章

常见的中毒

千奇百怪的中毒原因

中毒是急诊科医生常遇到的比较特殊的一个病种。很多病在别的专科诊室都会碰到，但是中毒算是急诊科特有的病种。急诊科的中毒病人往往是发生了误服，或者故意服毒，也就是自杀。

我在工作中碰到过各种各样的中毒事件，比如百草枯中毒、一氧化碳中毒、亚硝酸盐中毒等。亚硝酸盐中毒和一氧化碳中毒在症状上有点像。亚硝酸盐是一种氧化剂，可使正常的血红蛋白氧化成高铁血红蛋白，使血红蛋白失去携氧能力从而导致组织缺氧。亚硝酸盐中毒的病人面色发青，口唇紫绀，静脉呈蓝紫色，这些都是缺氧的表现。

亚硝酸盐中毒在南方地区并不少见，这是由于亚硝酸盐可以用作防腐剂。南方人喜欢腌咸菜，所以最常见的就是吃咸菜、腌菜所导致的亚硝酸盐中毒。我曾经碰到过一位老太太，她一次性吃了太多腌制品，导致亚硝酸盐中毒，手指发紫。

针对亚硝酸盐中毒有一种特效解毒剂，就是美蓝（亚甲蓝）。美蓝看上去有些恐怖，配出来的液体和蓝墨水一样，但它能把高铁血红蛋白还原成血红蛋白，使其恢复正常携氧功能。美蓝在进入人体之后，效果很明显，症状和氧合的情况都会慢慢改善。

除了亚硝酸盐中毒，有机磷农药中毒也有特效解毒剂。比如以前最常见的敌敌畏中毒、乐果中毒等，可以使用阿托品和解磷定作为特效解毒剂。

随着我们的生活水平越来越高，城市里有机磷农药中毒的病人也越来越少。因为我们医院在杭州市区，所以最近几年我碰到的有机磷农药中毒病人的数量每年几乎只在个位数。但是在基层医院，比如农村及县级医院，这种类型的中毒者并不少见。

还有些比较特殊的中毒情况，例如老鼠药中毒。这类中毒的人有的是被投毒，当然也有的是误服。现在市面上的老鼠药大多是抗凝剂，中毒症状常表现为突然的全身出血，比如鼻出血、尿道出血等，病人凝血功能变得很差。

老鼠药也有解毒剂，即维生素K，它可以用来逆转老鼠药对凝血功能的影响。也就是说，只要我们处理得及时恰当，这类中毒也是可以很快治好的。

我还遇到过一些少见的中毒情况，比如蘑菇中毒。蘑菇中毒在杭州市区不是特别常见，在周边的山区发生得比较多。在蘑菇高产地云南昆明，蘑菇中毒的事件发生得相对更多。

很多毒蘑菇都含有神经毒素物质。有一种迷幻蘑菇，是一类含有裸盖菇素和脱磷酸裸盖菇素等迷幻物质的蕈类。迷幻蘑菇中含有的被称为裸盖菇素的物质，是一种血清素受体激动剂。在血清素缺席的情况下，它能够刺激一些受体，使人产生做梦一样的感受，导致神经系统的紊乱和兴奋，使人的言行失去控制。

有些蘑菇还可能会导致肾功能衰竭、暴发性肝衰竭等。我曾经碰到一家人，他们采到了毒蘑菇，因为那种蘑菇的毒性非常强，吃下去之后，第二天人就去世了。当然，蘑菇的种类成千上万，这需要有经验的医生仔细辨别。我们医生在进行初步诊断之后，还要请教一些植物学专家，看看病人吃下去的到底是哪种蘑菇，问问它的毒性怎么样。

还有一些在我国常出现的中毒情况，比如中药中毒。中药的成分非常复杂，通常需要将好几味中药配到一起。但有一些大伯大妈喜欢喝用中药泡的养生酒，擅自在酒里面泡蛇、蜈蚣、蛤蟆等，喝下去之后身体很容易发生问题。中药中毒，轻的会造成不同程度的肝功能损伤；严重的甚至会导致心跳、呼吸骤停。

我曾经碰到过一位喝中药中毒的病人。这位病人自己去药店买了中药熬着喝，喝完后出现了反复的顽固性室颤。我们看了他的中药处方单，里面有很多种药，我们也无法辨别到底是哪味中药导致了中毒。

我们给他做了 30 多次除颤，但是室颤始终无法消除。后来没办法，就给他上了 ECMO。幸运的是，在 ECMO 的支持下，病人的心跳恢复正常。这个病人预后比较好，一点后遗症都没有。但是如果在基层医院出现类似的病人，可能因为技术水平受限，人就救不回来了。

国内对于中毒的救治跟国外还是有区别的。国外的中毒很多是由海洛因、冰毒等毒品导致的，他们比较容易得到这些毒品。而在我国，草药、农药中毒的情况会比较多。在我国，只要是中毒且没有禁忌证的人一般都会洗胃，但国外是不提倡进行洗胃的，他们认为洗胃对于中毒的治疗没有特别大的作用，但是我们认为要第一时间把残留在胃肠道的毒物清除掉。

洗胃确实很痛苦，因为要用洗胃机把上万毫升的温水灌到胃里面，再用洗胃机抽吸，直到把胃肠道洗干净。胃管很粗，那么粗的管子从人的鼻腔插到胃里去，看着就很难受。很多人洗过一次胃后就和医生说："我再也不会吃药自杀了，太痛苦了。这是一辈子的阴影。"

在急诊常见的中毒情况中，还有一些是昆虫咬伤导致的，比如蚂蚁毒、马蜂毒等。马蜂的毒非常厉害，人被蜇后，会出现急性的过敏反应。如果被蜇了很多下，出现多脏器功能衰竭导致死亡的病例也不少见。这种病人往往需要马上进行抢救，如果不及时，那可能就没命了。

急诊科医生对于中毒原因的鉴别诊断是治疗这类疾病的最基本且最重要的环节，只有先了解哪种药物或者物品引起了中毒，才能选择合适的治疗方案，并选择合适的特效解毒剂，帮助病人获得最佳的治疗效果。此时，医生就像侦探一样，要不断通过蛛丝马迹以及血液检测结果等判断病人到底为什么中毒。

有些病人在发生中毒后，人马上就没有意识了，谁也不知道他吃了什么。由于我们医生对有些药物的具体成分也不清楚，所以后期治疗会有很大的难度。因此，现在很多医院会把病人的血液、尿液等标本送到毒物鉴定中心，鉴定中心可以在短时间内识别毒物成分并反馈给医生，这大大提高了救治的成功率。

酒精中毒：饮酒要适可而止

在我们急诊科，急性酒精中毒的病人每天都会出现。特别是周末和节假日晚上，很多人会去周边的酒吧、餐馆喝酒，晚上十点之后，就陆陆续续有酒精中毒的人被送到医院。其实国外也是一样的，在欧洲国家，街边的醉汉也很多。

酒精中毒主要是指由酒精引起的机体异常。饮酒后，酒精主要被我们的小肠所吸收，有一部分在胃里面被吸收。但如果过度饮酒，酒精就会对神经系统和肝脏造成影响。

说到酒精中毒，就要讲到不同人的酒量高低了。有些人喝少量酒就会"上头"（我就是如此），有些人喝很多也不会上头甚至酒精中毒。其实酒精中毒最可怕的是什么呢？是病人喝得不省人事之后，一个人睡着了，发生了呕吐，呕吐物反流导致了误吸或者窒息，从而引发了心跳骤停。我们每年都会遇到这样的病人。

一般来说，对于轻度的酒精中毒，给病人挂一点盐水，补一些电解质就能好转。但有些酒精中毒会导致低血糖，且频繁的呕吐会导致电解质紊乱，并会造成脱水，所以还是有必要将病人送到急诊来的。如果有些病人本身有心脏病或者其他基础疾病，那么酒精中毒就容易诱发基础疾病的恶化，发生心脏病、脑出血、胰腺炎等。

从临床表现上来讲，酒精中毒分为兴奋期、共济失调期和昏睡期。大多数酒精中毒的病人到了后期，会处于昏睡状态，这类就是比较严重的。人不清醒了，面色苍白，口唇发青，体温下降，瞳孔扩大，严重的还会陷入深昏迷状态，同时血压下降，呼吸变慢，心率加快，有些病人甚至会发生死亡。

有件事给我的印象很深刻。多年前，有位中年女性跟她老公吵架，一口气喝了大概两斤白酒。她本身酒量就不好，两斤白酒喝完，人被送来的时候就已经休克了，心跳都快停了。后来我们给她做血液透析，透析出来的液体也全是带酒味的，血液中的酒精浓度非常高。

还有一些人饮酒后会出现精神运动性兴奋，严重的还会意识紊乱。急诊科的医生最讨厌的，就是有些病人在酒后骂人、打人，不管是自己的家属、朋友，还是医院的医生、护士，全都要打。这种情况我们也经常碰到。

而对于已经昏迷的病人，主要是要保持其呼吸道的通畅。所以在病人醉酒的时候，旁边需要有人看护，并且一定要看护到他意识恢复清醒为止，不可以让病人独自睡觉。

若干年前有个公司组织员工聚餐，有一位员工喝多了在宿舍里睡觉，同事发现异常，就把他送到了医院。可惜，人送来医院的时候已经死了。当时我们检查了他的气道，发现他的气道里都是呕吐物——也就是说，他是因为窒息死掉的。这种悲剧还是很多的。所以，我们建议大家适量饮酒，不提倡劝酒文化。

还有一种情况被称为"酒精戒断综合征"。酒精戒断综合征，指长期酗酒者在停止饮酒后出现的一系列症状和体征，一般会在停饮的 12 ~ 48 小时内出现。轻度的酒精戒断综合征表现为震颤、乏力、出汗、反射亢进以及胃肠道不适等症状，有些人还会发生癫痫大发作。这种癫痫也叫酒精性癫痫或酒痉挛，一般不会在短期内发作两次以上。

长期饮酒还会引起酒精中毒性幻觉症。这类病人在酒精依赖的状态下突然停饮或显著减少饮酒量，从而出现了以幻觉为主要症状的精神障碍，症状通常在断酒 48 小时之内发生。这类病人的幻觉是在意识清醒的状态下出现的，以幻听为主，多为言语性的，内容以威胁性多见，病人在幻觉基础上容易产生继发性妄想。在这些精神症状的支配下，病人可能会发生自杀或攻击行为。

　　我记得有个外国人，他长期喝酒，不管什么酒都喝。他老婆让他戒酒，但他戒了三天就开始出现幻觉，还开始打人、骂人，有精神症状。当时他在我们急诊科住了非常久，精神科也给他开了很多药，但效果不理想。后来在我们精神科病房住院时，晚上还偷偷摸摸出去找酒喝。这个病人在症状稍微好转后，去心理卫生科进行戒酒治疗，这才终于把酒戒掉。

　　所以，戒酒也要谨慎，要循序渐进。如果你以前喝很多酒，突然完全戒掉，这种方法其实并不科学。另外，长期饮酒会造成韦尼克脑病，它是慢性酒精中毒常见的代谢性脑病，是维生素 B_1 缺乏导致的急症。这种并发症在酗酒者中是比较少见的，可能很多人都没有听说过，但是一旦发生，就会非常严重。

总之，喝酒误事伤身，要适可而止。要是因为过量饮酒导致酒精中毒而进入急诊科，不光自己难受，还会让周边的人担忧。所以，不要过度饮酒。

百草枯中毒：生命没有后悔药

百草枯又名"一扫光"，是一种高效的、非选择性的接触性除草剂，曾经广泛应用在农村耕种和公园草木种植等方面。百草枯对人和动物都有很强的毒性，且致死剂量非常小，一般食用10mL就足以致死。10mL的量约为抿一小口。也就是说百草枯中毒的病人往往会觉得自己只是抿了一口，并无大碍，但这一小口可能就已经达到了致死量。

百草枯的吸收性非常好，可以经过消化道、皮肤和呼吸道吸收，累及肺部。在中毒早期，病人会出现肺功能减退，之后会出现肺纤维化、肺损伤等症状。百草枯中毒的致死率非常高，能达到70% ~ 80%，这是因为百草枯中毒没有特效解毒剂。

很多一开始想要自杀的病人喝下百草枯之后感到后悔，但可惜为时已晚。因为目前还没有针对百草枯的解毒剂，医生也无能为力。

百草枯中毒病人的治疗过程也十分痛苦。病人在治疗时不能吸氧气，因为越吸氧气，肺纤维化的速度会越快。但是在这种情况下，病人最后往往缺氧而死。体会到了严重缺氧的感受后离开人世，病人在这个过程中会备感痛苦。

我们一直认为百草枯应该被禁止。实际上，若干年前，百草枯在国外就已经被禁止，因此在搜索文献的时候，我们会发现所有国外报道的百草枯中毒事件都发生在十几二十年前。国外相关人员认为，虽然百草枯的除草效果非常好，但对人的危害非常大，所以将其禁止。

前两年我国也出台了法律法规，禁止生产及在市面上售卖百草枯，近几年百草枯中毒的病人也少了很多。但是，由于在近几年才真正对其进行了阻断，所以还是会有饮用了百草枯的病人前来就诊。这些病人通过不同的渠道，把来源不明的粉剂或凝胶形态的百草枯制剂喝了下去，酿成了悲剧。我甚至碰到过把百草枯的粉末倒入果汁中喝下去的病例。

之前接诊过一个年仅 18 岁的小伙子，他就是喝了百草枯后被家人送到了急诊。由于百草枯是高腐蚀性液体，所以我们接诊时，他的口腔黏膜早已溃烂。可是，小伙子那时还不以为然——很多病人到医院就诊前，往往不觉得自己情况很严重。

后来我们测出这个小伙子喝的百草枯浓度非常高，同时他自己也承认喝了半瓶。我们只能告诉他的父母，病人基本已经回天乏术，家属当然无法接受这个事实。过了一天多，小伙子的病情急剧恶化；到了第二天的下午，他就去世了。

这些病人中也有少数几个被我们成功救回来的。我们猜测，有的百草枯时间放长了，可能过期失效了或者挥发了一部分，浓度不够，喝下这种百草枯的病人也许还能够救回来。但大多数的病人在百草枯中毒导致急性肺损伤之后，都无法再进行救治。

医生在急诊当中会遇到形形色色的百草枯中毒事件。我甚至碰到过一个妻子给丈夫投毒的案例，那个妻子偷偷把百草枯抹在丈夫的内裤上面，让丈夫慢性中毒。丈夫出现了会阴部溃烂的症状之后去做检查，这才被医生查出来是慢性的百草枯中毒。还有一些病人是误服，或者是打药的时候通过皮肤接触导致了百草枯中毒。

这些情况也都很危险，因为百草枯的致死剂量的确非常低。这些病人在进诊室一天到两周以内，都出现了各种各样的症状，包括气胸、纵隔气肿、肾功能衰竭等。

　　大概从四五年前开始，医院可以通过血液和尿里面的百草枯浓度去推测病人的百草枯食用剂量，从而预估病人的预后。病人被送进医院之后，医生在怀疑百草枯中毒但不能确认的情况下，直接去测量它的浓度得到的结果是最准确的。

　　在这之前，医生是利用试纸进行半定性百草枯浓度鉴别的。医生会根据尿液中百草枯的浓度把百草枯中毒分为轻、中、重三型。如果验完尿液发现试纸发黑了，说明百草枯浓度非常高。如果没有发黑或者是浅色的，说明它的浓度还是偏低的。

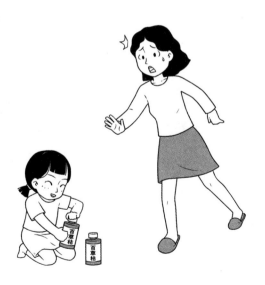

之前有一条比较热门的新闻，说有人给一个小姑娘投毒，后来小姑娘做了肺移植。这让很多人以为百草枯中毒可以被治愈。但事实上，肺移植的成功率比较低，而且不管是肺移植也好，血液灌流也好，都只能延长病人的存活时间。根据文献显示，在很早之前，国外做过几例肺移植，但过了几年，这几位病人还是去世了。况且，肺移植还要花费大量的财力，并不是所有病人都能做，所以总而言之，大家还是不要去碰百草枯。

遇到百草枯中毒，急诊医生通常会按照一般中毒的处理原则去处理，包括催吐、洗胃、导泻以及血液灌流等。药物治疗方面，百草枯确实没有特效的解毒剂，只有一些辅助用药，不像之前提到的有机磷农药中毒，可以用阿托品作为解毒剂。

最后还是要提醒大家，千万不要碰百草枯以及其他任何的毒药。这个世界上没有后悔药，有时候医生也无能为力。生命只有一次，需要我们自己去保护，冲动的时候要记得"三思而后行"。

一氧化碳中毒：室内烧炭千万要注意

一氧化碳是含碳物质不完全燃烧的产物，经呼吸道吸入可以引起中毒，一氧化碳中毒俗称煤气中毒。煤气中毒事件在南方城市出现得相对偏少，而北方城市则相反，因为在北方，冬天有很多人会在室内烧炭取暖。最常见的煤气中毒场景是在门窗紧闭的情况下使用燃气热水器，如果燃气燃烧不完全，就极可能造成煤气中毒。经常有新闻报道，有人用燃气热水器洗着澡就晕倒了。

一氧化碳中毒的原理是什么呢？由于一氧化碳与血红蛋白的亲合力比氧与血红蛋白的亲合力高 200 ~ 300 倍，所以一氧化碳更易与血红蛋白结合，形成碳氧血红蛋白（$HbCO$），使血红蛋白丧失携氧的能力和作用，造成组织缺氧。

所以一氧化碳中毒可以通过测量病人的碳氧血红蛋白含量来确认。普通人的碳氧血红蛋白浓度很低，而一氧化碳中毒病人的碳氧血红蛋白浓度会异常升高，甚至会高到5%，甚至10%以上。

如果一氧化碳中毒的病人出现缺氧的情况，最直接的受损器官就是大脑。书本中常提到，这种病人会出现口唇呈樱桃红色的典型症状，但这个症状在临床上不是那么常见，所以对于我们医生来说临床实践和书本还是很不一样的。

一氧化碳中毒的临床表现主要为缺氧，其严重程度与碳氧血红蛋白的饱和度呈比例关系。轻者会出现头痛、无力、眩晕、劳动时呼吸困难等症状，HbCO 饱和度达 10% ~ 20%。症状加重者，口唇呈樱桃红色，可有恶心、呕吐、意识模糊、虚脱或昏迷等症状，HbCO 饱和度达 30% ~ 40%。重者呈深昏迷状态，伴有高热、四肢肌张力增强和阵发性或强直性痉挛等症状，HbCO 饱和度大于50%。病人如出现脑水肿、肺水肿、心肌损害、心律失常和呼吸抑制，可发生死亡。某些一氧化碳中毒者的胸部和四肢皮肤还会出现水疱和红肿，这主要是由于自主神经营养障碍所致的。

如果病人没有及时就医，昏迷就可能会持续存在，进而造成不可逆的缺血缺氧性脑病或中毒性脑病，严重的还会导致病人呈现植物人状态，甚至出现脑死亡。

对于一氧化碳中毒的病人，医生主要是对其进行高压氧治疗，原理是迅速降低其血液中碳氧血红蛋白的浓度，使碳氧血红蛋白分离，把血红蛋白还给氧气，从而使大脑中的氧气更加充沛。经过高压氧的治疗，病人一般会慢慢苏醒过来。

曾经有一个女大学生，一时想不开，吃了安眠药，又在家里烧炭，被发现时已经处于深昏迷状态了。她年纪很轻，还是个大学生，父母很担心。送到医院后我们给她做了紧急治疗。由于她的呼吸功能不好，我们给她做了气管插管和十几次的高压氧，还进行了一系列的相关治疗。几天之后，小姑娘醒过来了，基本恢复到了之前的状态。

当然也有病人意识恢复不过来的例子。之前有一对河南夫妇在杭州打工，两人大冬天在宿舍里烧炭吃烧烤，也没有开窗，于是两个人都一氧化碳中毒了。男方可能吸入的一氧化碳的浓度不是特别高，治疗了四五天就醒过来了，但女方两个多星期都没醒过来。后来他们就这样回老家了，这也让我们感到非常遗憾。

在冬天，我们还是要谨防一氧化碳中毒，切忌在密闭的环境中烧炭吃烧烤、取暖，同时要记得定时给燃气热水器检查通风。一旦出现一氧化碳轻度中毒症状，要及时到医院就诊。如果怀疑别人出现了一氧化碳中毒，我们也要及时把他送到医院。在及时接受治疗之后，大部分病人还是能恢复得很好的；当然，少数的病人因为缺氧时间过长而发生严重的脑水肿，可能无法恢复。

每年冬天，急诊科基本都能收到 30 ~ 40 个一氧化碳中毒的病人，轻症、重症的都有。不管是不小心，还是自杀，每当我看到一氧化碳重度中毒的人醒不过来时，都会觉得挺遗憾的。

一氧化碳中毒后，病人可能会患上急性一氧化碳中毒迟发性脑病，这往往说明病人的神经功能没有完全恢复。这种疾病表现为病人可能会出现治疗之后先苏醒，但是在一两个星期之后又昏迷过去的情况，并出现痴呆性的木僵、感觉运动障碍等神经症状。

有些病人长期接触低浓度的一氧化碳，也会出现一氧化碳中毒的相应症状，比如头晕、眩晕、记忆力减退、注意力不集中、心悸等症状。这是慢性一氧化碳中毒，和急性一氧化碳中毒是不一样的。

以上就是一氧化碳中毒大致的症状表现与处理原则。对于一氧化碳中毒，我们还是要以预防为主：平时不要使用淘汰的燃气热水器；安装热水器最好找专业人士来做；开车时不要让发动机长时间空转；要经常打开车窗，不要开着空调把汽车停在路边。

国外很多的场合，比如浴室、车子里面会安装一氧化碳的报警器，当一氧化碳达到一定浓度就会报警。我们国内现在还没配备这些设施，所以相对而言，一氧化碳中毒在我国的冬天会更常见。

横纹肌溶解：警惕过度运动后的下肢酸痛

人体肌肉主要分三大类，分别是骨骼肌、心肌及平滑肌。横纹肌指的就是其中的骨骼肌和心肌。作为"力量型"肌肉，横纹肌是人体肌肉的重要组成部分。

"横纹肌溶解"不是一种疾病，而是一类具有相似表现的临床综合征，其原因多种多样。最典型的表现是肌肉疼痛、无力以及尿液呈浓茶样或酱油色。也有可能出现危及生命的严重情形，如急性肾衰竭、心律失常、心衰、肝功能衰竭等。

导致横纹肌溶解的原因有很多。药物中毒、喝酒、吃了毒蘑菇或者吃小龙虾等，都可能引起横纹肌溶解。我记得几年前有新闻说，有人吃小龙虾之后出现了横纹肌溶解。

当时这是一个非常热门的话题，但没有人知道为什么这个人吃了小龙虾会出现横纹肌溶解。有人说和洗虾粉有关系，也有人说吃的人可能就是小龙虾不耐受体质。总之，这事没有定论。

还有很多其他的情况也可能会导致横纹肌溶解，最常见的是地震和爆炸。地震会引发建筑物坍塌，使重物长时间压在人身上，遇难者出现了挤压综合征，从而出现了横纹肌溶解。

在汶川大地震时，很多病人就死于横纹肌溶解。因为这些病人长时间受压，当我们发现他们的时候，虽然看起来人还挺好的，但在我们把重物拿开的瞬间，病人很有可能会突然出现横纹肌溶解，发生猝死。

当时，我国为了解决这一问题，购置了很多血液透析机，其他国家也援助了很多血液透析机，就是为了治疗横纹肌溶解。

肌肉过度劳累也是横纹肌溶解的诱发因素之一。近几年，越来越多的人通过健身来减肥或者锻炼自己。但有些人平时不运动，只是会突然心血来潮去锻炼一下。这类人在进行深蹲、骑动感单车这类重点锻炼下肢的运动之后，可能一开始会出现轻微的下肢肌肉酸痛，但过了几个小时，有些人会发现肌肉酸痛得实在受不了了。跑到厕所去小便的时候，还会发现小便的颜色也变成了酱油色或者茶色，感觉不对劲，于是就来医院做检查。

遇到这样的病人，我们会检查他的肌酸激酶，肌酸激酶升高会引起肾功能衰竭、电解质紊乱等情况。当肌酸激酶高于 5000U/L 时，急性肾损伤的发生率将明显提高，很多病人到急诊科就医时，肌酸激酶的数值已高达 10 万以上。

人的下肢肌肉群比较大，所以下肢横纹肌溶解的概率也比其他部位高。但是也有例外。之前碰到一位中年男性，平时不运动，有一次在家一下子做了 50 个俯卧撑，引发的就是上肢和腹部横纹肌溶解。

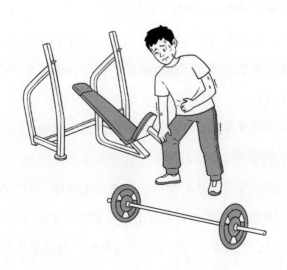

还有一些比较少见的情况，比如感染，比如内分泌疾病（像糖尿病、酸中毒等代谢性疾病），也会造成横纹肌溶解。不过后面那几种现象在我们急诊科不是特别常见。

在治疗方面，如果是轻症的话，我们主要以补液为主。通过让病人大量饮水，即一天饮 3 ~ 4L 水，让尿色慢慢变浅。如果那么多水喝不下去，我们也可以慢慢补液。

如果是重症，比如刚才讲的地震、爆炸等灾害造成了病人肌肉损伤，出现骨筋膜综合征，那可能就要通过手术把坏死的组织和肌肉去除，才会使肌肉停止溶解。病人一旦出现了肾功能衰竭的情况，那就非常严重了。肌酐是评价肾功能的指标，病人肌酐水平很高或者无尿的话，可能要进行血液透析治疗。

大多数的病人基本只会出现轻度或者中度的横纹肌溶解，很少有需要进行血液透析的，不过需要血液透析的病例也不少见。

在日常生活中，我们怎么预防横纹肌溶解呢？主要是要懂得循序渐进，量力而行。如果你完全没有运动基础，某天心血来潮要去运动，那一定记得不能运动得太激烈。你必须找到适合自己的运动量，特别是锻炼下肢的深蹲、动感单车等运动，如果当时运动过度了，你的身体代谢一时跟不上，就很容易出现这样的麻烦。

当横纹肌溶解发生时，我们又该怎么办呢？如果是轻症的横纹肌溶解，比如肌肉酸痛明显、尿色偏深，可以在家自己先多饮水，观察一下尿色的变化。如果不放心，建议第一时间到医院就诊，进行正规的治疗。千万不要等尿色过于深了，整个人症状非常严重了再去医院。

如果拖到肾功能衰竭，小便都出不来的时候再去医院，往往就需要进行类似血液透析这样的有创操作才能治疗了。这些操作不仅会令病人非常痛苦，还增加了相关的医疗费用，同时还会有一定的风险。所以，建议大家尽量避免引发横纹肌溶解的高危因素，一旦发生，要及时就诊。

相思豆可以寄相思，但不要乱吃

"红豆生南国，春来发几枝。愿君多采撷，此物最相思。"唐代诗人王维这首诗，让红豆成了名副其实的相思豆，古往今来，不知道有多少人以红豆寄相思。

但是，我碰到的一位姑娘，差点儿因相思豆丢了性命。

这位姑娘二十几岁，是来杭州打工的。一天晚上，她在家里煮粥。因为听人说相思豆可以增强免疫力，她就往锅里又加了两颗相思豆。姑娘说，她也不知真假，但看这相思豆跟红豆、绿豆差不多，觉得应该功效也差不多，就买了些来吃。没想到，当天晚上姑娘就肚子不舒服，腹胀难受，连夜看了急诊。

接诊询问病史后，确定是相思豆中毒。这样的病例医生极少碰到，接诊医生没有这方面的诊治经验，马上向我作了汇报。其实相思豆有剧毒，而且没有特效解毒剂，静脉注射致死剂量为每公斤体重0.01mg，2盎司（1盎司大约为28g）分量的相思豆就可以让一匹马丧命。资料显示，细嚼相思豆可引起一系列中毒症状，包括食欲丧失、剧烈腹泻、困倦、战栗及共济失调……如果豆子外壳破裂，一颗就能致命！

看到这些信息，我赶紧问姑娘有没有嚼豆子，姑娘有些不确定。考虑到风险，我马上给她进行了洗胃、导泻、补液等治疗。不过，我们没有在粪便、洗胃液中找到相思豆。

当晚，姑娘就被转到急诊重症监护室接受进一步监护治疗。如果相思豆在胃肠道内破壳，很可能导致病情加重，甚至引发病人死亡。我们医护人员很着急，希望能尽快找到完整的豆子。万幸的是，入院第三天，我们终于在姑娘的排泄物中找到了两颗豆子。看到外壳还算完整，大家悬着的心也放下了。相关指标复查之后也都正常。姑娘终于死里逃生，最后平安出院了。

不过，对急诊科的医护人员来说，事情还没结束。因为病例罕见，他们事后又查询了相关文献资料。

相思豆，学名鸡母珠，分布在亚热带地区，我国南方地区也有分布。虽然都是红色的小豆子，但是相思豆跟大家平常吃的红豆（赤小豆），完全是两种东西，大家千万别被它的外貌欺骗了。姑娘提供给医生的相思豆，个头比赤豆大，椭圆形，上面是红色的，下端有一点点黑色。鸡母珠的根、叶、种子都有毒，种子最毒，其中含有的相思豆毒蛋白，是一种剧毒性高分子蛋白毒素，已被列为潜在的重要毒素战剂和生物恐怖病原之一。

因相思豆有剧毒，食用后轻者可发生恶心、呕吐、腹泻、肠绞痛等症状，重者数日后可出现溶血、呼吸困难、发绀、脉搏细弱、心跳乏力等，甚至可因昏迷、呼吸循环衰竭、肾功能衰竭而死亡。

由于相思豆颜色艳丽，很多人把它穿成手链作为工艺品出售。早前有媒体报道，英国相关部门发出警报，召回数千条在旅游景点售出的致命手链，这种手链就是由相思豆做成的。还有报道说，有制作工人在穿手链时穿破相思豆外壳，同时不小心扎破了自己的手指，最后中毒身亡。

关于相思豆的传说流传已久。汉代闽越国有一位男子被强征戍边。后来，同去戍边的人都回来了，只有他没回来。他的妻子站在村口的树下，哭断柔肠，泣血而死。这棵树后来结出荚果，籽半红半黑，被视为由妻子的血泪凝成，世人称之为"红豆"。

"籽半红半黑"的描述，跟鸡母珠倒是一致的。不过，也有人考证说，王维诗里的相思豆，是海红豆，是另一个品种。虽然品种不一样，但海红豆也有微毒。

这位姑娘的遭遇，让我想起了这些年日益增多的食用罕见植物、中药引起的中毒事件。很多人会为了进补而喝药酒，但酒里面泡的都是一些自己都说不上名字的植物；还有的人喜欢吃一些稀奇古怪的食物，光想着补，却忽视了它们的毒性。

最常见的植物中毒有乌头碱中毒、曼陀罗中毒、马兜铃中毒、甘草中毒等。这些植物或者药物中毒往往没有特效解毒剂，并且毒性较大，甚至会在短时间内致命；有些为多种成分混合中毒，给治疗带来了很大的难度。所以，我们在服用药物时一定要遵照医嘱，不要擅自服用一些不知名的植物、药物或者药酒。如果误服了一些未知的植物或者中药成分，需要立刻到医院就诊，以免错过最佳治疗时间。

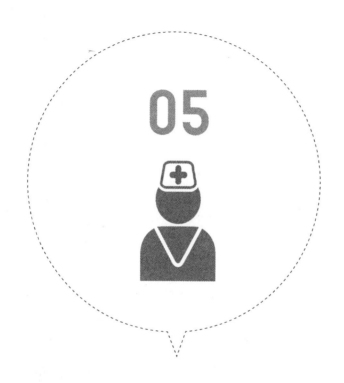

05

第五章
一个医生的思考

急诊科医生的日常

　　大家都知道，做医生很辛苦，奋战在最前线的急诊科医生尤其辛苦。我们每天要抢救各种各样的危重症病人，整日处于高度紧张状态，甚至回到家后躺在床上，还会有抢救病人的影像在大脑中不断闪现。

　　在我的从医生涯中，遇到过很多让我印象非常深刻的病人，深刻到即使过了很多年，我依然能记得他们。

　　开玩笑地说，我们科室一半的医生是秃头，或者头发很少，我觉得这肯定和压力太大有关系。很多医生还会失眠，会焦虑，身体会出现各种问题。因为急诊科医生需要长期值夜班，又要面临高压的工作环境，这对大家的体力和脑力都是极大的考验。

当病人抢救不回来时，我们难免会郁闷，会沮丧。而且今天失败后，可能明天、后天会接连失败，甚至可能连着一个月抢救都不太顺利。我曾经就碰到过这样的情况，这时候我会对自己产生怀疑，对职业产生怀疑，甚至会思考急诊科医生这份职业究竟值不值得我继续干下去。

所以，对我们来讲，如何把控好自己的情绪也是一个巨大的挑战。为了缓解压力，我们下班后会找一些自己喜欢的事情去做，比如听听音乐、看看电影，去享受自己的生活。但是随着病人数量的增多，我们不得不牺牲很大一部分私人的时间。虽然这样不是特别好，但是我也很无奈。

不过，这份职业也给我带来了成就感。当我把危重症病人救回来，当我听到家属和病人的感谢时，这种成就感会尤为强烈。

有一天，一个上了 ECMO 的小姑娘在经过治疗之后痊愈了。我看到同事在群里发了一张照片，照片里小姑娘坐在那儿紧紧地抱住了护士长，这让我很感动。

看得出来，这一抱是在真诚地感谢医护人员的救命之恩，这比送水果、送锦旗更让我感动。虽然治疗那位病人花费了我们大量的心血，但当看到那一幕时，我觉得什么都值得了。既然我们选择了这一行，有这么多危重症病人等着我们去救治，信念和信心是必不可少的。

我们也会有情绪的高潮期和低潮期。有段时间，我明显进入了低潮期。那段时间的重症病人实在太多了，我感觉自己有点跟不上节奏了，也可能是因为太累了，觉得浑身使不上劲。我感觉好像有救不完的病人，刚救完这个，下一个就已经在门口等着我了。

记得我去武汉抗疫的时候，刚进入监护室，就一下子涌来了 50 多个危重症的新冠肺炎病人。一开始我也是不知所措，但当我习惯流程之后，工作变熟练了，心态也慢慢调整好了。

急诊科医生这份职业，一干就要干 10 年、20 年、30 年，甚至可能要干到 40 年。在这么长的职业生涯里，我们始终面对的是急危重症病人。疾病就像一个恶魔一样在病人的四周盘旋，我们要做的事情就是拿着手中的"剑"去把它从病人身上赶走。

要胜任这份工作，我觉得不仅需要足够的能力，还需要有足够强大的内心去支撑着我们心甘情愿地做急诊科医生。当然我也敬佩自己，我已经干了 12 年了，我相信接下去我还是会坚守在一线岗位上的。因为我的性格也不太适合去做行政和其他方面的工作，所以还是安心做这份工作，拯救更多的病人吧。

感谢很多支持我的粉丝、网友，你们给了我极大的动力和支持，让我能够对自己要求更高、更严格。谢谢大家！

做急诊科医生的挑战

　　某个周六，我在急诊科值班。不知道为什么，那天病人特别多，我早上到抢救室的时候，走廊上、过道上都是病人。那天病人总数接近 30 个，已经达到我们医院抢救室可接收病人数的上限了。一大早我就看到护士长和抢救室二唤一起在帮忙分流病人，非常忙碌。

　　我不知道大家有没有看过一部美剧 *Code Black*，中文名叫《黑色警报》。在医疗资源很紧缺、病人特别多、医疗资源挤兑非常明显的情况下，医院就会启动 code black，启动的目的，一是建议"120"尽量不再转病人到这家医院了，二是提醒其他科室的医生可能需要他们来支援。

　　我还没在我国见过 code black 这种模式，当然可能会有类似的模式，但是大多数情况下还是得靠我们急诊科医生自己硬扛过去。

周末的时候本来医护人员就偏少，当天的病人病情又普遍比较危重，所以大家的工作压力会比较大。像浙大二院这样的三甲医院，一年中会遇到好多次这样的情况。每次遇到类似的情况，医护人员都很崩溃，因为可能会忙到连上厕所、喝水的时间都没有。

最关键的是，如果这些病人分流不出去，很多病人可能需要在急诊科门口一直等待，或者在救护车上躺着，进不了诊室，这对病人尤其对那些病情很重的病人来讲，会非常不利。想想真是一件非常让人害怕的事情。

那天医护人员确实全部筋疲力尽，但直到晚上还是有源源不断的病人涌来。那天我在监护室值班，收治了很多个重症病人，晚上 10 点多来了一个从别的医院转来的经历了车祸的病人。当时病人的老公开着车，为了躲路障，不小心撞到了一堵墙，导致这个病人的右手挤在了车架子里面。

当时当地基层医院虽然做了手术，但是只能做止血手术和动脉结扎。像这种病人，一旦动脉结扎时间长了，手缺血坏死，可能就需要截肢了。

病人年纪很轻，如果截肢，家属真的无法接受。她老公叫了"120"，花了大概两小时，把病人送到了我们医院。抢救室二唤见到病人后，本来想劝她丈夫去其他医院给妻子看病，因为那天我们医院的骨科和抢救室确实都很忙，但是我觉得这样做不太好。

我和二唤沟通说，病人既然相信我们医院，而且这么晚了大老远地跑过来，我们肯定要第一时间接收。哪怕再有困难，我相信医院肯定还是有办法解决的。然后我们就把这个病人留下来了。

当时病人右手的动脉被当地医院结扎掉了，虽然不出血了，但是需要尽快把血管接上，然后再进行清创。骨科反复评估了一番，不知道是什么原因打算把手术推迟到第二天早上做。我听到这个消息后，马上跑了过去。我对骨科的医生说，如果等到第二天才做手术，手肯定是保不住了，那这位病人就一点机会都没有了，如果你们做不了或许我可以协调。

后来在多方努力下，骨科医生和整形外科医生一起上手术台做了很长时间的手术，给病人又接动脉又接神经，足足花了5个多小时。

第二天我们去看这个人的手，发现恢复得还不错，应该还有保住的可能性。那个晚上其实我一直没有怎么休息。当时确实很忙，之后又收了一位重症病人。当然不只是我们科，骨科医生也很辛苦，深夜 12 点多开始做手术，一直做到早上 5 点多，那时候天已经亮了。

虽然大家都很辛苦，但付出都是值得的。病人老公把全部希望都寄托在我们医院的医生身上了，如果我们尽力拼搏过，哪怕最后出现不好的结果，扪心自问，我们也不会内疚。但是如果我们医护人员出于各种原因放弃了手术的最佳时机，之后如果病人手保不住的话，我们肯定是有问题的。

第二天我们又收了一位主动脉夹层的病人，不幸的是，他最后去世了。这位病人主动脉夹层撕裂得很厉害。我前一天下了夜班，第二天晚上又跑过去给他做抢救治疗。每天上夜班耗费了我非常多的精力，第二天又去做抢救，说不累是假的。

但是，我回家之后始终睡不着，因为很牵挂这位病人的病情，担心这个病人可能挺不过去了。果不其然，第二天病人的病情加重了。

在接连发生了这些事情后，我整个人的精神状态和身体状态不太能及时调整过来。连续面对这样的病人，给急诊科医生带来的心理压力确实比较大。但是也没办法，我们还是得自己慢慢调整过来，这就是我们的工作，也是我们每天的生活。第二天，我还是得照常上班，还是得面对病情更重、更复杂的病人。

虽然有点无奈，但这也许就是急诊科医生需要面临的挑战。

医生，如履薄冰，零容忍

急诊科中的有创操作非常多，最常见的有气管插管、深静脉穿刺、插胃管、洗胃，还有连续性肾脏替代治疗（CRRT）、血液灌流、ECMO，这些都是在我们的日常工作中会碰到的。我曾经一晚上进行了五六次的深静脉穿刺，三四次的气管插管。

像我这样工作了十几年的医生，进行这些操作肯定不在话下，但是也很难保证一定都能成功完成，也难以保证百分之百不发生意外。

比如，深静脉穿刺有很多种通路，包括颈内静脉置管、锁骨下静脉置管以及股静脉置管。记得我在上海读研究生时，科室里进行的全是股静脉或者是颈内静脉置管，那时我问导师为什么不尝试锁骨下静脉置管。导师说之前科室一名医生给一位病人做的锁骨下静脉置管发生了移位，穿到了胸腔里面，然后血管破裂出血，最后这个病人未能挽救过来。所以在那之后，科室对于锁骨下深静脉置管非常谨慎，也不允许年轻医生轻易去做。

股静脉置管虽然比较安全，不太会涉及重要血管的损伤，但是因为在腹股沟区域，管路留置时间过长，容易出现感染。所以，在参加工作之后，我接触最多的还是锁骨下静脉或者颈内静脉置管。锁骨下深静脉置管最容易出现的并发症就是穿出气胸，还有可能误穿入动脉或者引发其他罕见的并发症。我也遇到过导管移位到胸腔里、穿刺穿出动脉夹层的病例。

所以，哪怕我的操作已经很娴熟，穿刺的病人数已达数千例，我依然非常谨慎。我带学生做穿刺的时候，首先会要求他们去看书、看视频学习，了解到底应该怎么去操作，因为他们不可能一上来就会。学生看了之后觉得已经掌握流程了，才可以在我的指导下去做，而且可能第一次不会成功，要第二次、第三次才会成功。

要做好这项操作，首先要知道病人的穿刺点。整个流程都要标准，不能由着自己的性子来，觉得这一步可以省，那一步可以那样做。每一步的标准化操作都是成功的前提。年轻医生如果自己心里没底，可以请教上级医生。

在穿刺过程当中，如果遇到困难，千万不要硬着头皮撑。有些医生觉得这么简单的穿刺都搞不定，面子上过不去，于是选择不请教别人。我们也碰到过在那边足足穿了一小时，尝试了很多次还是没有成功的医生。

这很容易发生意外，因为那么久了，手感已经没有了，思维可能也跟不上了，这时候去寻求同事和上级的帮助是非常重要的，可以避免很多不必要的意外发生。当然，一旦发生意外，一定要及时查看是否有补救过失的方案。

对医生而言，如果是常规的操作，还相对好掌控，但是急诊科往往面临的是高压情况下的一些极限操作，比如有些困难气道的插管是非常难以成功的。面对心肺复苏的病人，或者是氧饱和度已经很低的病人，在这时候气管插管可能只有一两次机会，如果插不进，可能病人就无法挽救了。

这种极端高压下的操作需要医生有很强大的自信心和极其熟练的技术才能完成。如果平时技术不熟练，基础不扎实，那在这种高压下，一般不可能操作成功。

深静脉穿刺也是一样的。如果病人已经严重休克，血管已经塌陷，或者已经做了心肺复苏，那在这种情况下做穿刺是非常困难的，但是对病人来讲又是极其重要的，医生此时就要靠经验、技术、自信心和对病人的责任感才能成功完成操作，以挽救病人的生命。

这时候的一次成功不仅可以带给病人希望，而且能让医生自己的信心有极大的提升，也能让技术更加熟练。虽然大多数急诊科医生不像外科医生一样经常开刀，能从手术中得到成就感，但在抢救病人的过程中，特别是在对病人有直接影响的操作过程中，我们也能获得很大的成就感。

有些医生可能在一次抢救过程中失败了，只能由其他同事帮忙补救。我觉得这很正常，我曾经也失败过。失败不可怕，关键是要去总结为什么自己失败了，而同事却成功了。不能因为一次失败就丧失信心，甚至在心里产生了阴影，以后再也不敢做了，这样对于医生来说肯定是不行的。

很多人之所以不愿意当医生，尤其是急诊科医生，正是因为从事这个职业得承受很大的压力，得零犯错、零容忍度，这对于很多抗压能力小的人来讲，可能是个不小的挑战。

当病人决定放弃治疗

　　有几天，医院连续收了三个颈椎骨折、高位截瘫的病人，其中有一个 60 多岁的病人给我留下的印象挺深刻。这位病人骑车时不小心摔了一下，颈椎摔骨折了。当地医院诊断颈椎神经损伤的平面非常高，建议尽快手术，然后家里人把他从外地转到了我们医院。

　　病人来了之后，我们很快替他联系了脊柱外科医生，想尽早给他手术。但第二天，有同事告诉我，老爷子很抗拒这个手术。我刚开始以为病人可能因为害怕自己预后很差，或者做手术会很痛苦，所以不想手术。

　　但后来我了解到，他不想做手术实际上是因为他担心家里负担不起他的医药费。另外，后期的治疗费用和康复费用对于他的家庭来说也是很大的负担。他觉得哪怕自己做了手术也好不起来，可能一辈子只能躺在床上，甚至脱离不了呼吸机，要一直在监护室待着，人也会很痛苦。

后来，我又了解到他家里经济条件很一般，四个子女都是打工的。他家里人很纠结，在和我们沟通时，都说做不做手术主要看老爷子自己的想法。我反复跟他家里人说，在这种情况下让病人来决定做不做手术可能不太合适。我建议他家里人去劝一下老爷子，或者直接替他做个决定，因为他随时有可能呼吸衰竭，等到气管插管之后人就没有意识了。

不只是他的子女，他老婆也不是特别想让他做手术，也是因为经济问题。家属认为，如果一直好不起来，哪怕开了刀也是躺在床上，他们不能接受这样的预后。我能够理解他家里人的选择，如果家里没有一定的经济条件，后续治疗过程中家庭的经济负担确实非常重。再加上如果家人照顾不好的话，之后病人的死亡率还是很高的。

家属的想法一直摇摆不定，一会儿说想让老爷子回家去，一会儿又说想再听听老爷子自己的想法。我对他们说，老爷子自己是不想治了，就看你们想不想给他治疗。他们纠结了两三小时，还是决定放弃。

之前我也碰到过类似的情况。同样的高位截瘫病人，同样收进来还没有到三小时，家属就说不愿意治疗，想回家了。我说，病人回家后可能会撑个几天，但最后会因呼吸衰竭去世。家属说他们的家庭经济状况确实很差，而且考虑到哪怕做了手术病人还是会瘫痪，所以还是放弃。

　　我心里挺不是滋味的。但是对于这样的病人，我们现在也没有什么好的办法。截瘫的病人其实和植物人一样，目前我们无法让他们康复得更好一些。截瘫平面很高的病人往往会一辈子躺在床上，能坐轮椅已经是很大的奇迹了。

　　这位病人走后的第二天，我们又收了一位颈椎骨折的病人。也是过了一天后他家人觉得手术费用和后期康复费用太高，就回去了。所以，很多这样的病人会因为医疗费用的问题和预后的问题选择不再继续治疗。

　　做好与家属的沟通是非常重要的。特别是在病人住进监护室后，家属没办法随时知道病人的病情变化，我经常看到很多家属每天早上都会到与监护室一墙之隔的走廊里，贴着墙做祈祷，会期待和医生的每日谈话。

　　所以我对科室的年轻医生说，作为医生，每天跟家属谈话其实挺重要的，我们不能很敷衍地跟家属说一下大致病情就结束了。我们要表现出对病人的关心和用心，要很认真地跟家属交代前一天病人的大致情况和病情变化。

因为家属始终见不到病人，所有的病情都是我们告诉他们的，我们是唯一的信息源。家属出于对医生的信任，才把病人的生命交给我们。对我们来讲，这个病人可能只是我们治疗的这么多病人中的一个，但是对他家人来说，他可能就是那个最亲的亲人。

这种情况下如果医生很敷衍，或者虽然很卖力地去给病人治疗，但是没有很有效地沟通，有些家属也会有不满。之前也确实出现过有的医生谈话时可能表达得不清楚，家属觉得比较敷衍而去投诉的情况。作为医生，我们换位思考的话，都能够理解这种情况。

回到刚才说的老爷子。我在谈话的时候还挺纠结的，我对他子女及老婆讲的都是同样的话。我说："如果你们尊重他的选择，决定回去，我们完全理解，但是我要提醒你们考虑清楚，如果现在回去了你们以后会不会后悔？要是人在路上或是回去之后走了，你们会不会后悔当初没有给他再做进一步的治疗？"

我们碰到过很多次这样的情况。事后家属说："要是当时再拼一把或者再治疗一下就好了，万一会有奇迹发生呢？"对于病人的家属来说，病人是唯一的，如果这个时候不去搏一把，可能家属这辈子都会活在阴影当中，会觉得很内疚。

我对家属说，你们真的想清楚了，不后悔吗？或者在将来很长一段时间内，当你想到这件事情时，你都会觉得你是为了他好，或者你真的是别无选择吗？如果是这样，我尊重你们家人的选择。

医生要明白，病人是他们家庭中很重要的一员，医生其实是在和他们整个家庭沟通。我觉得要让病人和病人家属了解病人目前和将来可能出现的状况以及治疗的大致方案。不管是病人，还是家属，我们都需要尊重。因此，每天的谈话变成了我们急诊科医生最重要的事情之一。有时候，我也会和同事调侃，我们平时和自己家里人聊天都没这么上心过。

生命和信念，哪个更重要

　　有一次，我们碰到了一个骨盆骨折、下肢被碾压、皮肤挫伤很严重的外伤病人。在做了进一步处理后，我们发现他身上最严重的伤是臀部的肌肉坏死。在病人发生骨盆骨折、大出血时，很多医院会给病人做栓塞。虽然现在很多县市级医院也能做栓塞，但是基层医院的技术一般还是不如三甲医院的。

　　基层医院做的栓塞很多都是非高选择性的，这就好比发洪水时把整个上游给阻断了，可能会导致下肢和臀部的供血受到影响。病人往往会伴发皮肤软组织的挫伤，很多人可能会出现臀部肌肉的坏死。

　　前面这位病人病情十分危重。我们看到他时，发现他臀部两边的肌肉已经开始发黑了，皮肤也坏死了大半，病人臀部也没有痛觉（提示神经坏死）。根据我们的经验，这样的病人的死亡率会很高，曾经有很多这样的病人死于出血和感染。对于这样的病人，医生心里也没有十足把握。

病人到了监护室后持续高热，体温最高升到41℃，而且还出现了感染性休克，外科对他进行了多次清创。但是他每做一次清创都会出很多血，手术过程中还可能有皮肤软组织细菌进入血液，造成菌血症。所以每次手术，我们医生都是心惊胆战的。

他儿子给我留下了很深刻的印象。我们预估病人会长期卧床，肺部可能会反复感染，尽管他的意识是清楚的——因为其他部位没有受到特别大的损伤。那天我跟他儿子谈话说，他父亲后面会有七八次甚至更多的手术，可能会发生肺部感染以及其他并发症。

虽然每次手术情况稳定之后都可以拔除气管插管，但是我建议给病人做气管切开。气管切开对急诊科医生来讲是一个非常小的微创手术。从我的角度来讲，气管切开可以降低病人的痛苦。我认为反复进行气管插管以及脱机拔管是很难受的。但他儿子坚决不同意气管切开，为此我跟他谈了很久。

他是我见过的为数不多的坚持不做气管切开的家属。他和我讲，他父亲受伤之后，在比较清醒的情况下，跟他说坚决不希望自己的气管被切开，因为气管切开之后就不能说话了，对他父亲而言丧失了做人的一部分尊严和动力，活下去也就没有意思了。每个人有自己的想法吧。我们沟通了很久，最后选择了尊重家属的选择。

在聊完后，我们就尝试去拔管。后面病人又做了好几次手术，每次都会进监护室，每次我们都会尝试给他拔管。拔管过程中病人是挺痛苦的，而且有风险。病人病情比较危重，不是病人麻醉醒了，就可以拔管，医生需要评估病人的意识、呼吸情况，再决定是否拔管。如果术后出现休克等其他并发症了，一时半会儿气管插管是拔不掉的。但最后，在经过八次手术后，病人还是好转了，病人和家属的坚持是值得的。

我刚开始特别不理解，气管切开明明是个很小的微创操作，为什么病人不愿意做呢？切开之后，病人在监护室的时间会明显减少，感染的风险也能降低。后面我又想到，可能对他而言，气管切开后不能讲话会特别痛苦，可以开口讲话这件事是非常重要的。

他们既然愿意去尝试这个方案治疗，那么我们也会尽量帮助他们实现心愿，同时给出一些比较专业的建议。对于危重病人的治疗方案，每个人的想法都不一样。

有些人认为生命是最重要的，不管遭受了多少痛苦，活下去才是第一位的。也有的人并不这么想。有时候医生可能理解不了，因为总认为生命比什么都重要。但是反过来想，如果病人没有了坚持，没有了信念，他可能会觉得生命也没那么重要。这一点和肿瘤科的情况挺像的。有一些晚期肿瘤病人，如果去做手术或者化疗，可能还能活得再久一些。虽然子女想做，但病人觉得这样没有意义，没有生活质量，所以他会拒绝。

很多人会有自己的坚持，这是两种不一样的选择，我尊重每个病人以及家属的选择。毕竟对于急诊危重症的病人而言，所有的操作几乎都是有创的，也会对他造成一定的伤害和痛苦，会有相关的并发症。比如，没有人会愿意在自己的嘴巴里插根管子，但也没有办法，因为有些操作是必须做的，这些操作都是可以救命的。

危重症病人家属的不同选择

之前我们收到过一位比较特殊的病人，那是一个 70 多岁的老爷子。他发生了严重的车祸，被送到我们监护室。他刚进来的时候，伤得很重，不只有脑外伤，还有胸椎骨折、肋骨多发骨折、血气胸和骨盆骨折，身上几乎没有一处不骨折。再加上他的年纪很大，后面又出现了肾功能衰竭等并发症，我们治疗的信心真的有点不足。

好在老爷子的身体素质还可以，最后还是挺过来了。但之后因为有脑梗死，再加上一点脑外伤，老爷子的意识不是特别清楚。

他的两个儿子特别孝顺，这一点给我留下了很深的印象。我每次跟他儿子谈话，他们都说："医生你放心去做吧，我们完全相信你们。"他们还说，"我父亲辛苦了一辈子，我们想尽心到底，尽力到底。"治疗了大概一个月后，老爷子摘掉了呼吸机，转去康复医院了。我们当时觉得这位病人还挺幸运的。

然而，大概又过了半个月，康复医院的主任给我打电话，说老爷子最近身体不太好，让我去会诊。去了之后，我发现老爷子出现了迟发性膈疝，比较严重，于是当时就通知家属可能要开刀，但也提出老爷子的身体不一定吃得消。家属们纠结了一下，最后还是决定做手术。第二天，我们马上安排老爷子又转回我们医院做手术。做完手术，老爷子又进监护室做了治疗，这已经是他第三次进到我们监护室了。

经过一段时间的治疗后，他又出院了，又去了康复医院。在那边待了半个月左右，他儿子又给我打电话，说他父亲每次吃饭，尤其是吃多了的时候就会胸闷不舒服。我又去了康复医院，看了一下病人的 CT 报告，发现由于当时膈疝面积太大，修补的地方又破了个口子。我又请我们医院腹部外科的医生看了一下，他认为可能还要再开腹。但也提出，如果老爷子选择不做手术，也可以进行保守治疗，只是生活质量会很差。

老爷子年纪这么大，而这次已经是第四次手术了，他的两个儿子还是很决绝地要做。于是我们又联系了普外科的专家做手术，术后老爷子第四次进了监护室。但是，这次手术后，老爷子出现了严重的感染，肾功能衰竭，还上了血透。

　　我跟他儿子讲："这么大一个手术下来，你父亲这次不一定能熬得过去。"他儿子告诉我们尽力就好。还说他的目的就是能让父亲回家，可以躺在自己的床上而不是病床上，哪怕坐轮椅也可以。如果不开刀，父亲可能一辈子都要待在医院，永远回不去了。

　　老爷子的生存欲望非常强，他挺过了这一关，又转到了普通病房，待了差不多半个月，情况好转得很快。没想到，在老爷子快出院的时候，事情又发生了转折。我记得那天是端午节假期的最后一天，我们病房的主任突然说，老爷子病情又恶化了，血压低，呼吸困难，又转回了监护室。我们给他做心脏彩超检查，发现了大量的心包积液，赶紧给他做了心包穿刺引流。紧接着，他又进了一次监护室。

　　我问他儿子怎么办。他儿子看得很开，说已经到这一步了，快要成功了，绝不能放弃。我告诉他们，我们会继续努力。通过穿刺引流，老爷子终于又好起来了，过了三天后又转到了病房。后面我去看老爷子，感觉他人是好一点儿了，但是在经受了这么大的打击之后，可能又需要经历长时间的恢复。老爷子的情况，就像蜗牛每次爬到井口又掉下去一样，令人沮丧。

现在这个老爷子还住在我们病房里。我也不知道他儿子的愿望最后会不会实现，老爷子到底能不能回自己家去。但对于像老爷子这样在接近 80 岁的高龄还需要开这么多次刀的病例，家属的积极性确实很重要。我时常嘱咐家属们："如果你们选择放弃，要想好在半年、一年甚至好多年后，如果回忆起来，会不会后悔，如果你不后悔，我支持你这种做法，你的选择我们也都能理解。"

如果是比较轻的疾病，我相信绝大多数家属都会选择积极治疗。如果疾病特别重，病人在接受手术以及很多有创操作后还是可能撑不住，这和保守治疗最后的结果是一样的。但是如果你不去拼，就永远不会知道最后的结局如何，奇迹究竟会不会发生。

这就牵扯出了我们的第二个故事。最近有一位老爷子，也是外院转过来的，做完腹腔肠破裂手术快两个月了。由于当地医院切了他很多的肠子，老爷子因营养不良产生了并发症。转过来之后老爷子接受了治疗，但有一天突然情况不妙了。病人当时肾功能衰竭，呼吸衰竭，病情发展非常快，人已奄奄一息。那天的值班医生努力了整整一晚，给他做了很多治疗，但到了第二天，老人的情况仍无法改善。

值班医生跟我交班时说，家属已经十分消极，不想再治疗下去了。后来我去和家属谈话时，却发现家属并不是不积极，而是只要还有一线希望就不想放弃。那位医生不是太理解这一点，来问我："家属不是不抱希望的吗？"我告诉他："家属的希望大多数来自医生，医生是病人和家属唯一的希望。如果你都不愿意付出努力，不给病人带去希望，那病人和病人家属当然是消极的。"

对于危重症病人的家属来说，到底是继续治下去，还是放弃治疗，这是一个艰难的选择。一般来说，家属需要考量三点因素，一是经济上能不能承担，二是精神上能不能承受，三是在治愈概率极低的情况下，家属愿不愿意让病人承受那么多操作带来的痛苦。

从另一方面讲，医生也面临同样的选择。因为治疗一个危重症病人需要花费大量的时间，治疗期间，医生基本上只能围着他转。这么多的医护力量、医疗资源花下去，结果却又不一定能像预期的那样好。有可能 100 个病人里面，99 个的结果都是不好的，只有 1 个人的治疗是成功的。

但是，如果我们不去努力，就会连那一个有好结果的病人都不会出现。所以我觉得还是不能放弃。如果连医生都不想去救治危重症病人，那么这样的病人就没有一丝希望了。

救治危重症病人确实风险高，难度大，结局也不一定会好。当病人救治无果，医生的挫折感也会变得越来越重。如果第一个，第二个，甚至第十个都没有救治成功，连续的挫败感难免会打击医生的自信心，让他对自己的技术产生怀疑。这个时候尤其需要医生建立强大的自信心、责任心，树立对病人和病人家属负责的态度，来支撑自己坚持下去。

医生朋友们，让我们来想一想，万一通过你的努力，下个病人就能被救活了呢？我们只能一步一步，尽自己最大的努力去做。我相信，如果在家属的支持下，医生能拼尽全力，医学上的奇迹还是有可能发生的。

当医生的亲人生病了

如果你是医生，你的亲人一旦患上特别重大的疾病，你的抉择可能会更加艰难。

毕竟，如果你不是医生，你可以直接听取医生的建议，还会抱有幻想和希望。但如果你是医生，你很清楚这个疾病会给家人带来怎样的后果，或者经过治疗他会出现怎样的情况。在这种情况下，科学和理性的成分会大大超过感性。

几年前，我的奶奶因呼吸衰竭在我们医院抢救治疗。她当时已经90多岁了，在这之前也因为各种问题住过很多次院。这次她是先在其他医院抢救，后来才转到我们医院的。来的时候她已经意识模糊了，当时我们面临的首要问题就是要不要进行气管插管。奶奶有五个儿子，大家也举棋不定。

客观来讲，如果有一位病人正处于基础状态不是特别好的情况下，我会建议他不要插管，因为一旦插管，病人可能就再也无法脱离呼吸机了。但是这一次，病人是我的奶奶。我仔细思考了一下，气管插管引起肺部感染的概率很小，并且心力衰竭控制之后，奶奶还是有机会脱离呼吸机的。我说服了家里人，让他们同意给奶奶插管。当时那次插管是我同事操作的。

治疗进行了一个星期，奶奶的情况虽有好转，但并不明显。毕竟奶奶年纪非常大了，还有糖尿病、高血压、心脏病等基础疾病。又过了一个多星期，我还是决定拔除她的气管插管，毕竟拖的时间越长，奶奶越痛苦，而且成功脱机的概率会越来越低。拔管后，奶奶清醒了半个多小时，又晕过去了，血气分析显示二氧化碳的指数非常高，奶奶再次出现了呼吸衰竭。

当时我意识到，对奶奶继续进行抢救的意义不大了，就和家人商量，准备把奶奶送回养老院。因为奶奶信仰基督教，我们就把奶奶安排在了有基督教信仰的养老院里。教友给她唱圣歌，在圣歌中，奶奶安静地离开了。这段经历，我现在回想起来也并不后悔。

如果身边最亲的人病重，即使手术或者治疗操作的风险很高，我们还是想尽力挽救，但是理性和感性的博弈往往也在一瞬间。

还有一个案例让我印象比较深。当时我们科室的一个护士在大年三十那天晚上出了很严重的车祸，被送到抢救室时人已经不太行了。病人颅脑外伤严重，瞳孔散大，医院的专家为他做了手术，上了最好的机器和药物。

因为他年纪很轻，又是我们的同事，我们总想尽最大的努力挽救，但后面发现还是不行。当时大家的心情都很低落，很无力，也早已没有心情过年了。

这么多年来，我们碰到过各种各样的意外，也会面对各种不好的结果。从理性方面来讲，我们会告诉病人和病人家属：医学也有很多限制，不是所有病都能治疗。但轮到自己的亲人、同事病重的时候，我们一方面碍于医疗的实际情况，一方面又迫切想要挽救他们。这个过程中的纠结与痛苦，可能只有经历了才知道吧。

从"120"热线聊院前急救的必要性

　　前段时间有一则新闻，说某地一位大学生因为身体不舒服叫了"120"急救，但是最后"120"延迟，没有及时把她送到医院，导致大学生最终没能救回来。那位女大学生是发生了急性的脑出血，预后确实会比较差，但我也听了接线员的录音，发现双方的沟通确实存在问题。

　　凡是性命攸关的工作，都需要从业人员秉着敬畏生命的原则去面对。作为急救人员，必须以非常认真负责的态度去面对工作岗位上的每一分钟，不能打马虎眼。

　　诸如写错一个程序，送错一个快递这类的事情，即使你做错了，也会有挽回的余地，而且它的结果也不会是灾难性的。但是，凡是和人的性命相关的工作，比如说警察、医生、护士、院前急救人员，还有"120"的接线员等职业，都跟我们的生命息息相关，哪怕只有一丁点儿马虎或者责任心缺乏，都可能会带来灾难性的后果。

目前我国院前急救和院内医疗的发展水平不是特别同步。尽管北京、广州、上海这些大城市和很多一线城市的院前急救水平发展得相对较好，但是县市级的院前急救往往很落后。据我所知，很多院前急救的医生不是专职的"120"医生，可能是当地医院急诊科医生兼任的。在一些欠发达地区，甚至有很大一批院前急救的医生学历和能力都比较差。

为什么我国医生的能力和技术与欧美国家的差距已经没有那么大了，但是院前急救的水平却差了那么多呢？因为院前急救在我国发展的起点很低，发展的时间也很短，再加上相关人员的缺乏，就导致了我国院前急救水平的不足。

从我的感觉来讲，欧美国家的院前急救非常强，我国跟他们相比，水平上有着天壤之别。欧美国家的院前急救技术为什么那么先进呢？就是因为他们的院前急救医护人员几乎都具备非常高的素质，可以在院前实施高级的急救技术，甚至包括 ECMO 技术等。

以法国为例，他们的医生在卢浮宫、地铁站等场合都可以开展 ECMO 治疗。英国则是全世界第一个可以在院前刀刺伤现场做开胸手术的国家，我以前那位导师就是第一个在院前做了开胸手术的医生。

之所以需要院前急救，是因为很多急性疾病，或者是和创伤相关的疾病，还有比如急性心肌梗死、脑梗死等疾病，它们的治疗时间窗非常短。为什么要在院前上 ECMO？就是因为如果在院前能够保证大脑的灌注，病人心肺复苏后的脑复苏效果就会很好。另外，不管是刀刺伤还是其他一些严重的创伤，如果在院前就能把病人的血止住，送到医院后，病人的存活率会大大地提高。

目前来说，我国的院前工作仅仅起到转运的作用，院前急救的救治作用还没有得到充分发挥。尽管一线城市的院前急救整体素质相对较好，但在一些偏远县城的急救点，都是当地医院的急诊科医生兼着院前急救。在晚上，医院的急诊科医生既要兼顾急诊科，又要兼顾急救车，会非常忙，工作效率也非常低。在这些地方，由于一方面劳动强度很大，一方面工资待遇也没有那么高，所以院前人员的流失率很高，流动性也非常大。

对于我们急诊科医生来讲，如果院前急救措施得当，病人送往医院后的救治成功率会大大提高。在杭州市就有很多经典的成功案例，包括心肺复苏的案例和创伤救治的案例。当然，这都是在院前和急诊医生紧密配合的情况下才可能实现的。

我们也会看到，有的地方由于院前和院内的联系没有那么紧密，也会导致病人的抢救效果不好，文章开头的事情就暴露了这一点。作为接线员，应该具备非常高的职业素养，因为不管是"120"还是"110"，这些接线员都不是普通的接线员，而是和人的生命相关的接线员，那条热线就是生命的热线。

我非常清楚这份工作的辛苦。一名"120"接线员，每天可能要接上百个电话，工作量巨大。但随着我国急救事业、医疗事业的飞速发展，我还是希望院前急救的水平也能更快提高，给老百姓带来更多好处，让更多病人能得到更加及时有效的救治。

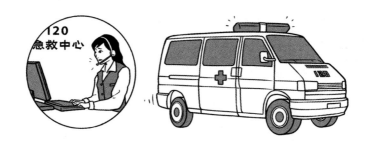